統合失調症のための集団認知行動療法

著
エマ・ウィリアムズ

監訳
菊池安希子

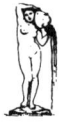

星 和 書 店

Interventions for Schizophrenia

by
Emma Williams

Translated from English
by
Akiko Kikuchi
and
Sakie Shimotsu,
Takashi Izutsu,
Chihiro Asanami,
Fumi Imamura,
Sayaka Iwasaki,
Sayaka Sato,
Sayaka Kobayashi

English Edition Copyright © Emma Williams, 2004
Japanese Edition Copyright © 2008 by Seiwa Shoten Publishers, Tokyo
This translation of *Interventions for Schizophrenia*, first published in 2004,
is published by arrangement with Speechmark Publishing Ltd.

日本語版への序

　本書「Interventions for Schizophrenia」が，精神疾患を抱える人々の精神保健領域において進歩を続けている日本という国で出版される運びとなり，幸甚の至りである。統合失調症は悲しいことに，よくある病であり，普遍的に見られる。病としての症状は多彩で個別性も高いとはいえ，統合失調症診断がつく世界中の患者には，それと分かる，鑑別可能な特徴があることは，世界保健機関も認識しているところである。幻覚や妄想の内容は患者の社会的・文化的背景に影響を受けるものの，症状の本質はどこでも変わらない。

　私が大学で臨床心理学を学び始めた 1980 年代後半には，統合失調症などの精神疾患は，心理学的障害と言うよりは，ほぼ医学的問題，つまり心理学ではなく精神医学の対象であるとみなされていた。精神病院の入院患者の約 70％に統合失調症の診断がついていたにもかかわらず，臨床心理を学ぶ学生の多くは，統合失調症診断のつく患者に一人も会わないまま，その臨床トレーニングを終えたものであった。'精神科リハビリテーション'領域で専門職についた私たちのような者もいたが，紹介されてくる患者は行動上の問題を抱えた者ばかりだった。怒鳴る患者や静かすぎる患者，食べ過ぎの患者や食べなさ過ぎる患者，入浴を拒む患者や風呂から出ようとしない患者ばかりだったのである！　そしてその際の問題は多くの場合，本人が問題にしているというよりは，周囲の人間にとっての問題だった。本人が苦痛に感じている精神病性症状への対応を求めて患者が紹介されてくることはなかった。実際，スタッフは患者と精神病症状の話はしないようにと言われていた。というのも，当時は，幻覚・妄想について話すことは患者と共謀することになり，妄想を定着させることで状態を悪化させると広く信じられていたからである。徐々に状況は変わり始め，統合失調症患者の抱える多くの精神保健上のニーズを満たすべく，数々の有効な心理学的介入が開発されてきた。とりわけ認知行動療法の進歩は，統合失調症の心理学的治療に大変革をもたらしたといえよう。今や，統合失調症を抱える患者のすべてに推奨される治療的アプローチであるとみなされている（National Insitute of Clinical Excellence, 2002）。

さらに，症状を扱うだけでなく，目の前の人を全体として捉える視点が重要であるとの認識が高まりつつある。心理学的，社会的，教育的，職業的，ライフスタイルそして家族の要因はいずれも個人の精神面，健康面，そして幸福に影響を与える。影響のあり方が複雑だからといって，その解決法まで複雑である必要はない。こうした要因が相互に繋がっていることを認識しているだけで，理解が深まり，問題解決のレパートリーに広がりが生まれるのである。

　今は，統合失調症を持つ患者の心理学的治療にたずさわる者にとっては刺激的な時代である。新しいアプローチが臨床心理学分野全体からも，そして中でも精神病性障害の心理学的アプローチの領域からも開発されてきている。精神病性障害に対する心理学的アプローチについての研究は年々増えており，精神病性障害への認知行動療法（CBT for psychosis）の無作為割付対照試験は数多くの素晴らしい結果を示している。マイドフルネス・ベースド認知療法といった新興のアプローチ方法は未だ黎明期にあるとはいえ，将来性を感じさせるものであるし，本書のような多要素を含むプログラムには容易に取り入れることができる。

　治療者自身がセラピーに持ち込む取り組み方や姿勢もまた極めて重要である。統合失調症の診断をされた人々は，病識を欠いて非合理的であるとみなされることが多く，自分たちの治療についての話し合いに参加したり，選択肢を提示されることすらほとんどなかった。協働的な治療関係を構築することの重要性は，今では心理学的治療を左右する要素として認識されている。人々が自らの精神保健上の問題とそれが人生・生活に与える影響を理解するのを助け，目標を探したり達成しようとするのを援助することが，本人の幸せを改善する鍵となる。

　自己認識能力と成長の可能性は，人間に本質的に備わっている特徴である。本書の内容が，創造的に思いやりを持って統合失調症の診断のついた人々と一緒に取り組んでいくための興味関心と情熱に火をつけるものとなることを心より願っている。

エマ・ウィリアムズ

目　　次

日本語版への序　　iii
配布資料＆ワークシートのリスト　　ix
図，表，コラムのリスト　　xii

パートⅠ　統合失調症への心理的学介入：理論と実践

アプローチの理念 ─────────────── 3
統合的なアプローチ ─────────────── 3
「統合失調症の人たち」──────────────── 4
統合失調症の心理学的モデル ─────────── 6
心理学的治療の利用と有効性 ─────────── 9
 SST　　10
 家族介入プログラム　　12
 行動学的介入　　13
 認知療法　　14
 早期介入　　16
 再発予防　　17
モジュール式アプローチ ───────────── 18

パートⅡ　アセスメント

アセスメントの目的 ─────────────── 23
アセスメント尺度 ──────────────── 24
 症状の包括的アセスメント　　25
 陽性症状と陰性症状のアセスメント　　25
 抑うつ状態のアセスメント　　27
 対人関係上の問題のアセスメント　　28
 社会不安のアセスメント　　29
 自尊感情のアセスメント　　29
 病　　識　　30

パートⅢ　心理学的介入プログラム

モジュール1　治療への導入と準備 ──────── 32
　場面設定　33
　グループルールの設定　34
　プログラムへの導入　34
　用語の確認　35
　統合失調症の診断方法　36
　統合失調症の心理学的モデル　38
　心理学的病識　41
　治療の準備　44
　自己効力感　46
　個人的目標　48

モジュール2　自分と「統合失調症」についての個別分析 ──── 58
　導　入　59
　自分について　59
　自分史：これまでの私の人生　60
　統合失調症の病期　61
　私の前駆症状：見極めと対応　62
　私の急性期　64
　私の寛解／回復期　64
　私にとって再発可能性のある時期　65
　再発サインへの対応　66
　統合失調症と共に生きる：その影響を減らしながら　68

モジュール3　陽性症状の理解とマネジメント ──────── 84
　導　入　86
　陽性症状への介入レベル　86
　レベル1：陽性症状の見極め，アセスメント，モニタリング　87
　　幻聴を引き起こす要因の見極め　88
　　PQを用いた症状のモニタリング　88
　　幻聴の詳細なアセスメント　89
　レベル2：苦痛の軽減，対処方略増強法と行動学的症状マネジメント　90
　　対処方略増強法：事例　92
　レベル3：心理教育，心理学的モデル，懐疑的視点の導入　94

情報処理エラーとしての幻覚　94
　　　思考のエラーと誤認，妄想　98
　　レベル4：周辺からの検証作業　100
　　　信念の検証エクササイズ　100
　　　判断の改善法　103
　　レベル5：症状の修正　103
　　　客観的検証　103
　　　行動実験　105
　　レベル6：スキーマに焦点を当てた介入　105
　　　核となる信念に対する確信 vs 懐疑的視点　106

モジュール4：精神健康を高める ──────────── 136
　　導　入　138
　　対人関係能力の向上　138
　　問題解決　139
　　　ステップ1　140
　　　ステップ2　141
　　　ステップ3　141
　　　ステップ4　141
　　　ステップ5　142
　　　ステップ6　143
　　　ステップ7　143
　　問題解決の練習　143
　　対人関係スキル　144
　　　対人関係スキルにおける情動と認知　147
　　目標設定　149
　　　ステップ1　149
　　　ステップ2　149
　　　ステップ3　150
　　　ステップ4　150
　　ストレスに対処する　151
　　　ストレスを同定する　151
　　　ストレスをモニタリングする　152
　　　対処方略　154
　　陰性症状に対処する　156
　　　低活動性，意欲の喪失，社会的ひきこもりに対処する　157

活動スケジュール　　158
　　　社会的ひきこもり　　159
　薬物療法　　160
　　　処方薬へのアドヒアランス不良を理解する　　161
　　　統合失調症に処方された薬を使用する経験　　165
　　　薬物療法に対するアドヒアランスを援助する　　166

モジュール5　全体のまとめ ──────────── 198
　導　　入　　199
　進捗状況の評価　　199
　モニタリング用紙の振り返り　　200
　目的と目標の振り返り　　200
　統合失調症の病期の振り返り　　201
　防御因子の振り返り　　202
　将来の方向性　　203

参考文献　　209
索　　引　　218
監訳者あとがき　　220

〈本書に出てくる薬剤の表記について〉

●一般名の表記

　日本で発売されているものはカタカナで表記し，日本未発売のものは小文字の欧文で表記しています。

●商品名の表記

　日本未発売のものは，頭文字が大文字の欧文で表記しています。

■配布資料&ワークシートのリスト■

モジュール1

〈配布資料〉
1 グループルール契約書　49
2 プログラムについて　50
3 「統合失調症」の診断方法　52
4 統合失調症の実際　54
5 統合失調症の心理学的モデル　56

〈ワークシート〉
1 私の診断はいかにしてなされたか　53
2 私の個人的目標　57

モジュール2

〈配布資料〉
1 私はどんな人？（例）　69
2 自分史（例）　71
3 統合失調症の病期　73
4 前駆期サインへの反応（例）　75
5 私の急性期（例）　77
6 専門家への援助を求めることについての長所・短所分析　80

〈ワークシート〉
1 私はどんな人？　70
2 自分史　72
3 前駆期サインの見極め　74
4 前駆期サインへの反応　76
5 私の急性期　78
6 私の回復期　79
7 早期注意サインへのアクションプラン　81
8 将来の自分　82

モジュール 3

〈配布資料〉

1. よくある環境的誘因と気分的誘因　109
2. パーソナル質問票（例1）　111
3. パーソナル質問票（例2）　112
4. 陽性症状への対処法　114
5. 対処方略の種類　115
6. 追加版：幻覚への対処方略　116
7. 状況を悪くする10の方法　117
8. よくある思考のエラー　119
9. 信念の検証例：ビル　121
10. 判断の改善法　122
11. 事例：ジェーン　123
12. 信念の客観的検証：ジェーン　124
13. 行動実験：ジョー　131

〈ワークシート〉

1. 幻覚モニタリング記録　110
2. 症状モニタリング記録用紙　113
3. 信念の客観的検証　127
4. 行動実験　133

モジュール 4

〈配布資料〉

1. 問題解決戦略　169
2. 対人関係能力を高める　171
3. 目標設定（例）　173
4. ストレッサーを見極める　177
5. ストレスの追跡（例）　182
6. ストレスのサイン　183
7. ストレス対処のための方略　186
8. ストレスへの対処記録（例）　188
9. 活動スケジュール：ジョン　190
10. 楽しめる活動（例）　194
11. アドヒアランス不良の理由　196

〈ワークシート〉
 1　目標設定　175
 2　自分にとってのストレッサー　179
 3　私の個人的なストレスサイン　185
 4　ストレスへの対処記録　189
 5　活動スケジュール　195
 6　薬物療法へのアドヒアランス　197

モジュール 5

〈ワークシート〉
 1　再発に気づく＆気づいたときのアクションプラン　205
 2　プログラム評価用紙　207

■図，表，コラムのリスト■

〈図〉
1 統合失調症エピソード発生に関連する因子のヒューリスティック概念図　8
2 前景／背景が両義的な図　95
3 思考，感情，行動の簡単な関係モデル　98
4 長所・短所分析の例　142
5 アドヒアランスとその結果　161

〈表〉
1 思考，気分，行動のつながりを示す例　99

〈コラム〉
1 グループルール　34
2 病識ってなんだろう　42
3 病識，治療準備，自己効力感について検討するための計画表（案）　45
4 効果的な対人関係スキルのためのステップ　145
5 ストレスの予測（例）　154
6 ストレスへの対処方略（例）　155
7 一般的な陰性症状　156
8 段階的エクスポージャーのための階層表　159
9 慢性疾患における服薬〈非〉遵守率　162
10 薬を処方通りにのまない理由　163
11 薬物療法の振り返り　168

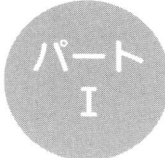

パート I

統合失調症への心理学的介入：理論と実践

アプローチの理念	3
統合的なアプローチ	3
「統合失調症の人たち」	4
統合失調症の心理学的モデル	6
心理学的治療の利用と有効性	9
モジュール式アプローチ	18

アプローチの理念

アプローチの理念は，介入全体の方向性を定めるものである。この本で紹介するプログラムは，「治療同盟の重視」，「介入への応答性の確保」，「多様なニーズへの対応」という3つの基本信条を持つ。

良好な治療同盟の構築は，クライエントが治療を受けられるようにする上で不可欠であり，治療者の重要課題の1つである。統合失調症と診断された人々を援助する上で，治療同盟は核となる。心理療法の治療効果のうち，30％は全ての心理療法に共通する要素で説明され，どのタイプの心理療法を行ったかによって説明されるのは，わずか15％にしかすぎないことが知られている。この共通の要素とは，協働的，支持的で，批判的でない関係性の確立である。尊敬と理解が人々の回復を援助するのだ！ National Institute of Clinical Excellence（NICE）は，治療は「希望に満ちた前向きな雰囲気で」，サービス利用者とのパートナーシップの元ですすめることが重要である，としている（NICE, 2002）。

応答性の原則が強調しているのは，介入はクライエントの能力や素質に合ったかたちで提供されなければならないということだ。クライエントは，1人1人，認知的機能レベル，知的機能レベルが異なり，対人関係や学習スタイルも異なる。プログラムは，クライエントのニーズと能力に合った形で提供されるべきなのである。治療のゴールは前もって決まったものとして与えられるのではなく，協働作業の中で決められていくべきである。

クライエントには多様なニーズがあり，心理学的ニーズ，臨床的ニーズ，社会的ニーズ，職業的ニーズなどの様々なニーズをターゲットにできる包括的なアプローチが必要となる。回復の促進が主要な目標であり，認知行動療法のような再発予防や症状の軽減を目指した介入は，クライエントのもつ力やニーズの状況に合わせて提供されなければならない。

統合的なアプローチ

このプログラムは，統合失調症のマネジメントや治療に関するここ20年

間の主要な心理学的知見を取り込んだものであり，多職種の精神保健の専門家が，様々な場面で用いることができる包括的アプローチである。英国心理学会の報告書である「精神疾患及び精神病性体験を理解するための最新知見（Recent Advances in Understanding Mental Illness and Psychotic Experiences [British Psychological Society, 2000]）」は，心理学的治療が高い効果を示し，よく知られるようになってきているにもかかわらず，National Health Service が未だに精神病性体験を持つ人々に対して心理学的治療をそれほど提供していないことを報告している。この報告書は，「心理学的援助を受けたいと思う全てのサービス利用者が，個人療法であれ，グループ療法であれ，各自の好みに応じてそれを受けられるようにするべきである。これは，この報告書のもっとも重要なメッセージの1つである」と結論づけている。さらに，「サービス利用者との関わりにおいて，全ての精神保健専門家が，心理学的な理解の枠組みを使えるべきである」としている。

このマニュアルでは，包括的で効果的な介入プログラムを提供するために，統合失調症のマネジメントに有効であるとされている多くの介入方法をとり入れた。精神保健上の問題に対する治療として広く用いられている様々なテクニックを，統合失調症と診断される人々が直面する問題に合うように修正した。症状マネジメント，認知行動療法，対処スキル強化，ソーシャル・スキルズ・トレーニング（SST），再発予防方略などが含まれる。

精神力動的もしくは精神分析的なアプローチは直接的には取り入れていないが，治療の中身のみならず過程を重視する点や，「無意識的自己欺瞞」や「精神病性の経験が果たす防衛的役割」といった重要な概念，そして悲嘆や喪失など背景にある葛藤の重要性を強調する点において，影響を受けている。

この心理学的介入プログラムは，認知行動療法的な枠組みに基づき，ストレス脆弱性モデルを主な理論的基盤としている。

「統合失調症の人たち」

重い精神障害の中で，最も多くみられるのが統合失調症である。生涯に統合失調症の診断を受けるのは，100人に約1人である（Birchwood et al, 1988）。統合失調症の有病率は 0.2% から 1% と見積もられており，これは，

英国においてある一時点で10万人から50万人が統合失調症の診断を受けることを表している（Torrey, 1987）。また，全精神科入院患者のうち約70％が統合失調症の診断を有する。

統合失調症は，幻覚・妄想症状によって特徴づけられる「精神病性障害」の1つである。精神病性障害には，他に，統合失調感情障害，妄想性障害，短期精神病性障害，一般身体疾患による精神病性障害，物質誘発性精神病性障害などがある。統合失調症自体も，妄想型，解体型，緊張型，鑑別不能型，残遺型の5つの病型に分けられている（American Psychiatric Association, DSM-IV-TR, 2000）。

このように多様で重なり合った診断があるということは，この障害が容易に定義づけたり，鑑別したりすることができないものであることを示している。実際，精神科サービスに長い間関わっている人々のカルテを見直してみると，しばしば1人の患者が，過去に，統合失調症の様々な病型や他の精神病性障害の診断，または人格障害やその他の多様な精神科診断を受けていることがある。精神保健専門家の中には，投薬を含む治療において，各精神障害を特定のカテゴリーに分けることはやめ，代わりに精神病や神経症といった大枠での分類をし，特定の診断名によって対応方法を決める代わりに，特定の症状をターゲットにした治療方法を選択すべきと考えている人々もいる。

統合失調症の診断は，大うつ病性障害，双極性障害，持続性妄想性障害といったその他の精神病性障害とかなり重なり合う部分があることが知られている一方，発症の仕方，症状の経過，予後は特徴的であり，その点では，多様な症状を統合失調症という枠組みで理解しようとすることは有用な考え方といえよう。

統合失調症の診断がつく人々は，陽性症状と陰性症状という二大カテゴリーに分類される症状を経験することが多い。陽性症状とは，通常の機能に対して，追加的，もしくは過剰な症状を指す。主に，妄想（被害妄想，宗教妄想，関係妄想），幻覚（幻視，幻聴，幻触，幻嗅），異常な会話（脱線，連合弛緩），異常な行動（興奮，脱抑制）がある。

陰性症状は，通常の機能が消失，もしくは減退する状態を指し，感情表現の平板化，思考や会話における流暢さの減少，意欲喪失といった症状がある。

病気の体験は人によって異なり，各人の生活歴，家族歴，社会歴の影響を

受ける。また，障害の性質のみならず，予後，経過，治療反応性も個人によって様々である。統合失調症の体験は，多くの場合苦痛を伴い，「通常の」生活を楽しむ能力を大きく阻害し，他者から孤立させてしまう。統合失調症と診断された人々は，しばしば障害そのものに由来する問題以外に，精神障害に対するスティグマ，社会からの排斥，偏見を経験する。さらに，精神科システム自体が外傷的な経験となったり，人権侵害，強制治療，自由の剥奪がなされることもある。

統合失調症の心理学的モデル

医学的モデルでは，統合失調症を疾患概念で捉えることが多い。疾患は，普通の健康な「病気でない」状態からは完全に切り離して考えられる。医学系研究者の主な関心は，疾患の原因究明や，生化学的，遺伝学的，解剖学的，生物学的異常の同定である。精神科的治療は，抗精神病薬を用いた身体的なものが主となり，しばしばそれが提供される唯一の治療介入となる。心理学的なモデルは，障害を正常から機能不全にいたる連続線上で考え，障害の認知的・感情的基盤を考慮するだけでなく，素因としての脆弱性と防御因子をも検討しようとしてきた。

医学的モデルと心理学的モデルは，統合失調症の概念について異なる視点を持つが，互いに排他的ではなく，実際，全ての心理学的プロセスは特定の生物学的反応や脳活動に関係している。統合失調症の原因に関しても，心理学的要因，社会学的要因，そして生物学的要因の間に特定の相互関係があると思われる。複雑な問題の場合たいていそうであるように，その解も通常多因子からなるのである！

統合失調症をめぐっては，いくつかの心理学的モデルが提唱されてきた。Claridge (1990) は，統合失調症が潜在的な素質と，一連の発達因子や引き金因子との間の相互作用から生じると仮定する次元モデルを提唱した。

Bentall (1990) は，統合失調症という概念は廃止すべきであり，代わりに幻聴など個々の症状に焦点をあてるべきであると主張した。このアプローチの支持者達は，認知や言語といった認知心理学のモデルを用いて症状を観察する。

最も広く用いられている統合失調症の心理学的モデルは，ストレス脆弱性モデルである（Zubin & Spring, 1977）。オリジナルのストレス脆弱性モデルでは，統合失調症の罹患しやすさは，遺伝子配列と生後習得した特徴によって決められると仮定した。脆弱性は，対処能力，社会生活能力，対処努力によって影響される。ネガティブなライフイベントなどの外部からのストレッサーが対処反応を阻害し，その結果，個人において精神障害エピソードが発現すると考えるのである。

オリジナルのモデルは，数回の改訂を経て，様々な防御因子や潜在因子を含む枠組みに拡大された（例えば Neuchterlein, 1987）。この拡張モデルを図1に示した。

個人の脆弱性因子には，ドーパミンレベルをはじめとする神経生物学的異常，選択的注意集中困難のような神経生理学的障害，過剰応答性を生じうる皮膚電位の過剰，社会的な相互作用を困難にしうる小児期早期からの人格特性が含まれる。

個人の防御因子には，その人の対処能力と自己効力感，つまりストレスを効果的にやりくりし，ネガティブな状況を克服する能力を含む。このモデルでは，例えば，抗精神病薬による薬物治療も，神経伝達物質異常の影響を減らすことで個人の脆弱性を減少させる防御因子の1つである。

環境的症状発現促進因子とストレッサーは，時に脆弱性の高い人々に精神病性エピソードを引き起こすという重大な役割を演じる。脆弱性の高い人ほど，少ない外部からのストレスでそのようなエピソードがおこる。症状発現促進因子には一般に感情表出（Expressed Emotion: EE）として知られているような，両親，配偶者，ケア提供者といった親しい関係における批判的，情緒的態度も含まれる。刺激の多すぎる社会環境やストレスフルなライフイベントもしばしば寄与因子となる。

環境的防御因子とは，ネガティブな状況で持ちこたえる能力を促進し，結果としてストレス閾値を高めるような因子である。特定の心理社会的介入のターゲットとなりうる健康状態や社会的状況に加え，問題解決能力といった効果的な家族機能も含まれる。

媒介状態，例えば情報処理における問題，自律神経系における問題，社会的コミュニケーションの問題は，前駆症状の発現に影響すると考えられてい

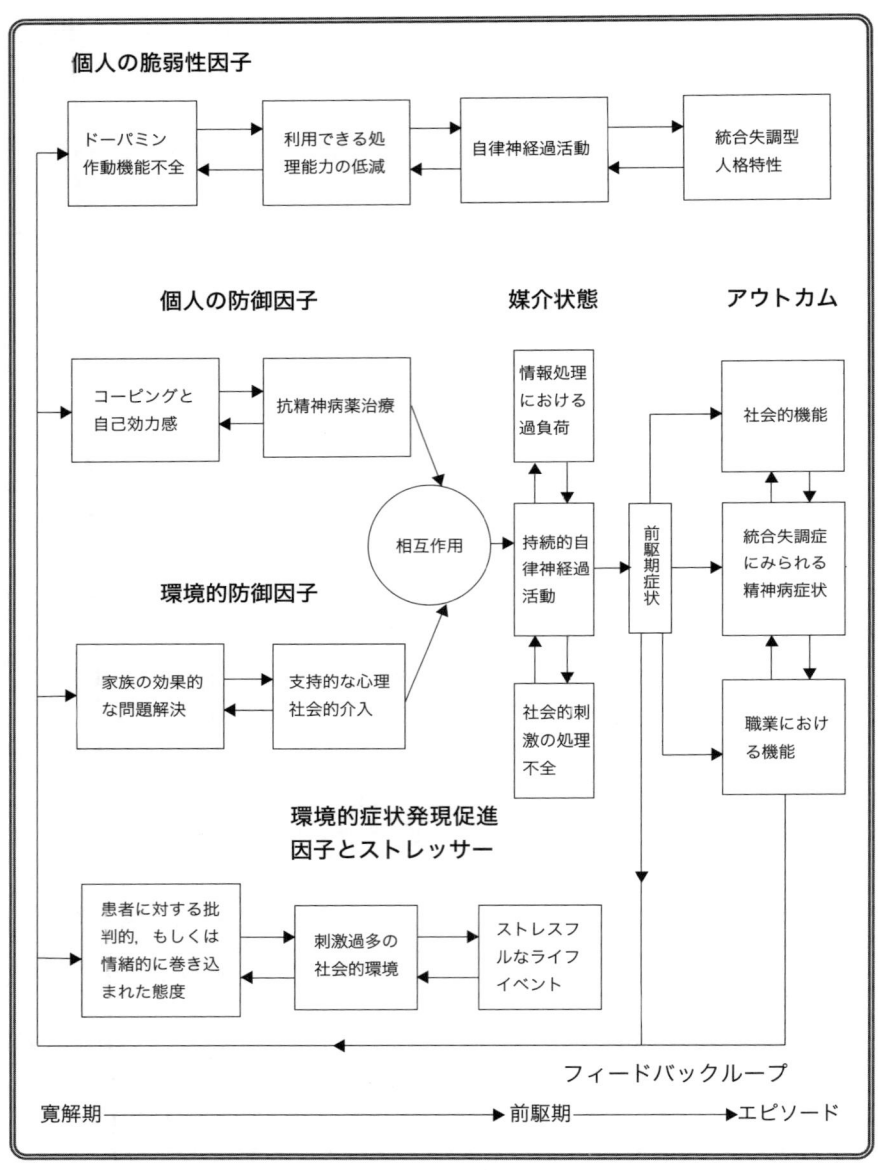

図1　統合失調症エピソード発生に関連する因子のヒューリスティック概念図
（Neuchterlein, 1987）より許可を得て転載（© Springer Verlag）

る。それゆえ，これらの因子は，精神病性エピソードの早期注意サインとみなしうる。このモデルでは，防御因子を強化するか，外部ストレスの原因を減らすことで再発を避けることができるとしている。

　アウトカムは，多くの因子に影響されることになる。つまり，精神病性エピソードの再発を不可避なものとは捉えず，様々な時点における介入がシステムに影響を与え，精神病性エピソードのリスクを減らせることを示唆している。そのことは治療の観点からは，前向きなモデルを提供してくれるといえよう。

心理学的治療の利用と有効性

> 「回復に取り組んでいるサービス利用者とその家族にとって，心理学的治療は選択可能な治療として不可欠な要素であるべきだ。最も効果のエビデンスが示されているのは，認知行動療法と家族介入である。これらは，再発の予防，症状の低減，病識を高め，薬物治療のアドヒアランスを促進するのに効果がある。」(National Institute for Clinical Excellence Schizophrenia Guideline, 2002.)

　統合失調症と診断された人々を援助するための心理学的治療アプローチの開発は，主に3つの要素が背景となって進められてきた。第1の要素は，診断と薬物による症状の治療から成る医学モデルの限界である。医学モデルにおける統合失調症の症状の緩和は，診断を受けた人々の困難や体験の一部に対処しているにすぎない。心理学的モデルは，個人の社会的・心理学的歴史だけではなく，ライフイベント，ストレス，家族やその他の対人関係の役割を含めた治療へと焦点を広げてきた。

　第2に，抗精神病薬によって多くの患者の生活が改善されてきたものの，「治療抵抗性」の症状を持つ人々や，薬物療法によっても症状の残る人々が非常に多く存在する。精神病症状の完全寛解は，統合失調症患者のうち3分の2に満たないことが明らかにされている(Shepherd et al, 1989)。長期持続型のデポ剤を処方されて地域生活を送る外来患者を対象とした研究では，23%

が残遺精神病症状を持続しており（Curson et al, 1985），精神科病院に長期入院中の対象者においてはその率が約50％であった（Curson et al, 1988）。幻覚または妄想が続くといった症状を体験している人々は，入院継続が必要である可能性が高いばかりか，例えば幻聴の内容の大部分が迫害的であったり否定的であったりというように，症状を非常に苦痛に感じていることが報告されている（Nyani and David, 1996）。また，統合失調症と診断された人々の25％以上に，幻聴に反応した結果としての深刻な自殺企図があった（Falloon and Talbot, 1981）。抗精神病薬は多くの事例に効果的な一方で，不快で苦痛な一連の副作用をも生み出す可能性を持つ。処方薬のコンプライアンスは，しばしば副作用やその他の要因によって不良になる。そのため，患者は処方に従わず，薬物の潜在的な効果が減らされてしまう。心理学的アプローチは，患者自身が症状に対して対処法を身につけたり，挑戦したり，コントロールしたりする方法を開発することで，精神病症状は薬物治療によって修正可能か否かのどちらか一方であるという伝統的な捉え方に挑戦してきた。また，心理学的アプローチでは，薬物治療のアドヒアランスを促進することも可能である。

　第3に，利用者（患者）とケア提供者が精神保健サービスに益々参加するようになり，その動きが組織化されるにつれて，治療についてもより協働的で患者中心のアプローチを求める声が高まってきた。薬物治療が，しばしば外から与えられ，患者が十分参加しないかたちで提供されることが多い一方，心理学的アプローチは，協働的で治療的な関係の構築によって，その人の持つ困難の成り立ちを理解することを基盤としている。

　統合失調症と診断された人々の援助のさまざまな側面に焦点を当てたいくつかの心理学的なアプローチがあり，それらは，家族介入プログラム，SST，特定の症状のマネジメントや緩和等である。6つの代表的な心理学的介入の効果のエビデンスについて，以下に記す。

SST

　SST（ソーシャル・スキルズ・トレーニング）の目的は，心理社会的機能の改善である。問題解決やアサーティブネスやコミュニケーションスキルといった，重要な対人関係スキルの実践的な利用法に焦点があてられる。この

アプローチでは，その人の受信，処理，送信のスキルの足りない部分を吟味し，改善をはかると説明されてきた（Vaccaro and Roberts, 1992）。統合失調症と診断された人々は，社会的情報の受信を妨げる陽性症状だけでなく，注意や集中力の問題を抱えている場合がある。反応を生み出し，評価し，選択することが困難なために，社会的情報の処理が滞る可能性がある。また，言語的，非言語的コミュニケーションの障害に加えて，まとまりのない会話や思考障害があるために，送信スキルが妨げられることがある。大部分のSSTでは，社会的な機能を改善するために，モデリング，リハーサル，行動実践を用いる。

　SSTは，統合失調症と診断された人々の知識やスキルのレベルに有意な改善をもたらすことが見出されている（Wallace and Liberman, 1985）。また，再発を予防，もしくは少なくとも再発を遅らせることもできるというエビデンスもいくつかある。研究者の中には，SST技法と薬物治療を組み合わせた場合には再発率が約半分になると示唆している者もいる（Hogarty, 1984）。しかしながら，SST研究のレビューでは，このようなトレーニングがロールプレイ上ではスキルの改善を導いたとしても，多くの場合は改善を長期にわたって維持することができず，地域社会において般化することにしばしば失敗することが明らかにされている（Emmelkamp, 1994）。

　統合失調症の入院患者を対象とした23のSST研究のメタ分析によるレビューは，自然な場面での評価よりもロールプレイ上での評価の方がより改善を示したということを明らかにした。自己評定のアサーティブネスにはいくらかの改善がみられたものの，全般的な機能，症状，退院や再発の割合には有意差が示されなかった（Benton and Schroeder, 1990）。

　SSTの効果についてはいくらかのエビデンスが示されているが，般化には問題が残されている，というのが一般的な結論である。問題解決，コミュニケーション，アサーティブネス，対人関係に対する自信といった対人スキルの改善は，本プログラムにおいても不可欠な要素である。このようなスキルが内面化され，他の場面へと般化していくためには，練習したり，リハーサルしたりする機会を持つことが極めて重要である。学ぶスキルを患者にとって重要で意味のあるものにすることが学習プロセスに役立つであろう。

家族介入プログラム

　家族介入プログラムの開発は，家族関係の質が統合失調症と診断された人の再発を予測するという1970年代における研究成果に多くが対応したものであった(Brown et al, 1972; Vaughn and Leff, 1976)。過度に批判的及び／または，巻き込まれすぎの家族と一緒に暮らしている人の方が有意に再発率が高いということが明らかにされたのである。この概念を説明するために，「感情表出（Expressed Emotion: EE）」という言葉が使われた。EE自体が統合失調症を引き起こすわけではないものの，再発の重要な寄与因子であるとみなされている。EEは，統合失調症診断をされた者をかかえる家族のケアの困難にも関連していることが明らかにされてきた。

　家族介入プログラムの目的は，家族機能を改善することで再発リスクを減らすことにある。プログラムでは，「ケアの負担」に気づいて吟味し，家族機能の肯定的側面を伸ばし，家族の結束や安定性を高めることに焦点を当てている。システミック心理療法の技術が，認知行動療法アプローチと一緒に用いられている。具体的な介入には，目標設定，問題解決，認知的再体制化，ストレス低減技法が含まれる。このようなプログラムは，統合失調症と診断された人が自宅で親などと暮らしている際に，地域において提供されている。

　家族介入プログラムのレビューは，再発率が有意に減少することを明らかにした。およそ1年のフォローアップ中，家族介入を行った群での再発率は6〜23％であり，対照群では40〜53％であった。介入群では対照群に比べて，EEのレベルが減少し，一般的傾向として，患者の家庭，社会，就労における機能が改善されたことが示された。2年後には，再発率の違いの差は縮まるものの，やはり有意なままであった。研究が示唆しているのは，介入によって再発を遅らせることはできるが，完全に予防することはないということである(Lam, 1991)。2年間のフォローアップ期間中も活動を続けた家族介入プログラムでは，最も低い再発率が維持された。このことは，継続的ケアの維持モデルが最も有益である可能性を示唆している（Falloon et al, 1982)。EEは，ケア提供者が精神保健スタッフである場合にも重要な影響因子である。40％以上のスタッフが，主に「批判」によるEEを高いレベルで示していることが見出された（Kuipers and Moore, 1995)。

統合失調症に対する心理学的介入の系統的レビューによれば，家族構造の強化や肯定的社会的相互作用の促進を目的とした家族介入では，1年から2年の間の再発率を2分の1から3分の1に減少させることができると結論づけている（Roth and Fonagy, 1996）。

家族介入アプローチが強調しているのは，患者が生活している状況を幅広く把握し，その状況が経過に与えている影響を理解することがいかに重要かということである。認知再体制化やストレスの低減といった一般的な認知行動療法の技法は，本人の機能のプラス面を伸ばすという文脈で用いることができる。EE 研究は，家族内の対人関係機能を主な関心事としてきたが，一方で，ケア提供者としての精神保健の専門家にも同様に適用することができ，入院場面では特にあてはまる。本プログラムでは，EE のような潜在的に強力な再発の環境因子の影響を低減するために，協働的な治療関係を形成することに焦点を当てている。家族介入の研究成果は，患者本人の対人関係を吟味し，関係性の改善のための方略を提案するためにも役立てられる。

行動学的介入

主に幻聴に対するものが多いが，陽性症状の影響を低減させることを目的とした行動学的介入には，リラクセーション，気ぞらし，耳栓の使用，エクササイズ，フォーカシング，思考中断法，系統的脱感作，エクスポージャーなど様々な方略がある。

幻聴に対する心理学的介入のレビューは，特定の技法が，他の技法よりも効果的であるとのエビデンスは得られていないと結論づけた。ほとんど全ての方略はいくらかの患者にはある程度の効果をもたらした（Shergill et al, 1998）。症状の消失よりはむしろ，幻聴に関連した心理的苦痛の低減と，症状体験に対するコントロール感の増加が介入のターゲットとされることが多い。セルフモニタリングと幻覚への注意集中を重視するフォーカシング技法は，苦痛の持続時間を減少することが明らかにされてきた（Bentall et al, 1994）。おそらく，症状を記録することに意識を向けることで，主観的な体験から距離をとることに繋がったためであろう。このような介入が，幻聴への脱感作を引き起こし，それゆえ，リラクセーションや思考中断法といった不安の低減に焦点を当てた行動学的方略と同様の役割を果たす可能性につい

ても示唆されてきた（Shergill et al, 1998）。

　幻聴に競合する聴覚刺激をうまく使えるのであれば，気ぞらしの技法は最も有効なようだ。聴覚刺激は，幻聴の頻度を下げることが明らかにされてきた（Margo et al, 1981）。

　本プログラムにおいては，注意の切り替え，気ぞらし，フォーカシング，リラクセーションといった行動学的な技法が奨励されており，対処方略増強法について解説されている。さらに，思考や信念が実際に現実世界における患者の体験を正確に反映したものなのかどうかを実地に試みる行動実験もまた，精神病性体験を吟味するのに非常に有益である。

認知療法

　認知的アプローチは，心理的困難は，出来事についての思考や解釈，出来事に対する反応と感情によって決まるという前提の上に成り立っている。認知療法（Cognitive Therapy: CT）は，精神健康を改善するために，本人が思考，感情，行動を吟味し，役に立たない考え方のパターンや行動を認識して修正するのを援助することを目的としている。

　認知行動的アプローチは，抑うつ，不安，強迫症状，恐怖症，怒り，人格障害の治療に有効だとされてきた。そしてまた，幻覚と妄想の治療にも適用されてきた。

　幻聴に対する認知療法の潜在的な有用性は，いくつかの研究結果によって示唆されている。例えば，声が聴こえている人々の一部は，自分自身の考えと外部からの声との区別をつけることが難しいことを明らかにした研究がある（Morrison and Haddock, 1997）。また，情緒的な覚醒度が上がると幻覚が悪化することを明らかにした研究（Margo et al, 1981）や，さらに，声に対する信念や解釈が主観的な苦痛に影響を与えるという研究などがある（Chadwick and Birchwood, 1994）。これらの研究を踏まえ，幻聴に対する認知療法は，以下のことに焦点を当てる。すなわち，声の性質，内容，役割の理解を深めること，ストレスや覚醒度を下げること，幻覚に関連する信念を吟味すること，幻覚に関連する思考や感情や行動を吟味し必要に応じて修正することである。

　20名の患者に対して認知療法を行い，マッチングした20名の対照群と比

較した研究が行われた。治療介入は，個人認知療法と集団認知療法で構成され，「鍵となる信念に挑戦すること」，「症状の解釈の矛盾を吟味すること」，「対処方略を開発すること」に焦点が当てられた。研究の結果，治療群において有意に改善が示された。また，治療群は対照群に比べて，病院からの退院が早く，9カ月後のフォローアップにおいても有意に残遺症状が少なかった（Drury et al, 1996）。

　精神病症状に対する認知療法は，比較的新しい治療法である。しかし，2つの包括的なレビューは，幻聴に対する認知療法が実際に効果的であると結論づけている（Haddock et al, 1998; Shergill et al, 1998）。

　妄想的な信念に対する認知療法は，アーロン・ベックなどの認知療法家が実践した抑うつやその他の情緒的障害に見られる思考や信念の修正方法に基づいて開発されてきた。これまで妄想は，あまりに奇妙で了解不能であるため，心理学的な手法によって修正や変容は不可能であるとみなされてきた。しかしながら，妄想を正常な信念の連続線上にある過大評価された観念や先入観であるとみなせば，そのような信念を変容させる可能性についてもっと楽観することができる。妄想信念は，先入観と同様，確固として保持され，変化に抵抗し，選択的な注意によって強化されている。通常は直接的に正そうとしてもうまくいかないが，代わりとなる他の解釈について話し合ったり，妄想信念を支えている証拠について吟味したり，実地で検証したりすることによって修正することが可能であるとのエビデンスがある。認知療法は，妄想が引き起こす障害や苦痛だけでなく，妄想の確信レベルをも低減するのに役に立つことが明らかとなってきた（Chadwick and Lowe, 1994）。精神病に対する認知療法の大規模な無作為割付対照試験で標準的な精神科評価の尺度を用いて症状の重症度を測定したところ，重症度に25％の改善がみられたことが明らかにされており，中でも妄想的な信念の減少に特に効果があったことが分かった（Kuipers et al, 1997）。

　要約すれば，幻覚や妄想といった苦痛を伴う症状のコントロール力や，そのような症状の強度や頻度の減少，時に症状を消失させることさえある能力は，認知的介入によって獲得されたといえる。こうしたアプローチが，本プログラムの多くの部分を占めている。

早期介入

　早期介入プログラムは，精神病は早期に診断して治療するほどより良好な長期的予後に結びつくという前提に基づいている。早期介入とは，引き起こされつつある精神病性エピソードの注意サインを早期に同定し，可能な限り早く援助を提供することである。このアプローチに適切なクライエントは，反復的な再発歴を持つ者や，再発リスクが高い者であると考えられている。例えば，薬物治療のアドヒアランス不良の経歴を持つ者や，処方薬物が低用量である者，一人暮しや高 EE の環境の中で暮す者などである。前駆症状と現存する症状の区別が難しいことから，持続的な残遺精神病症状を体験しているクライエントは，早期介入アプローチの適応でないと通常みなされている（Birchwood et al, 1992）。

　早期介入は一般に，治療導入部分と心理教育部分を含み，治療を開始するために前駆症状や再発の可能性に気づくことがいかに重要であるかが強調される。また，個々人の前駆症状や「再発署名 Relapse signature ＊」についての詳細な情報収集，再発徴候のモニタリング，そして精神保健専門家やカウンセリングや投薬への迅速なアクセスを保証することなども早期介入に含まれる。初発の精神病性障害の急性期の人々を対象とした研究では，その急性期エピソードの前かあるいは最中に早期介入を受けた場合に，疾病の経過に有意に良い効果を生じることが示唆されている。ある研究では，253 名の初発エピソードのクライエント（そのうちの 120 名は対照群）を 2 年間にわたってフォローアップした。その結果，健康を損なってからサービスを受ける時までの期間（「病気の未治療期間」）が，再発の可能性を予測することが明らかとなった（MacMillan et al, 1986）。

　早期介入プログラムでは再発に焦点を当てているが，その結果，再発サインに早く気づき，引き続いて適時の適切な対応をすることで，長期的な予後が改善するだけでなく，再発による影響を減らし，時には再発を予防さえす

＊　訳者注：再発徴候は，個人の署名のように個別性が高いことから，このような呼び方をしている (Birchwood,M.(1995) Early intervention in psychotic relapse: cognitive approaches to detection and management. Behavior Change, 12, 2-9.)．

ることが示されてきた。セルフモニタリングと，起こりつつある再発に気づいて予測する能力に焦点を当てることは，本プログラムの重要な要素である。

再発予防

　早期注意サインの検出といった早期介入作業に関連したいくつかの概念は，再発予防においても用いられる。再発予防の方略は，元来，アルコール依存症との関係で解説されてきたが (Marlatt and Gordon, 1985)，再発が起こりうるような例えば物質乱用や賭博や犯罪行為といった問題にまで適用範囲を広げてきた。再発予防は再発リスクの低減に焦点を当てた広い範囲の方略を含んでいる。これらは，主として，認知的および行動的技法であり，セルフ・マネジメントに焦点を当てている。再発予防は，セルフ・コントロールに対する介入であり，問題のある思考や行動を変容させ，生活スタイルを変化させる患者本人の能力を高めるべく試みることで再発を予防しようとする。

　再発予防アプローチは，ストレス脆弱性モデルによく適合している。というのも，引き金になりうる因子を同定し，ハイリスク状況を見極め，予期し，対処スキルを強化することに焦点を当て，生活の中のストレッサーを明らかにし，全体的な対処能力をはぐくみ伸ばすことを援助するからである。再発リスクを高めうる状況という意味での「ハイリスク状況」の概念や，「早期注意サイン」の同定は，特に有用だ。ハイリスク状況に対処する能力を持っているか否かは，再発を予防する上で重要な因子となる。再発予防の3大目標は，気づく力を高めること，生活スタイルの変容，対処行動の獲得である。

　再発予防アプローチは，嗜癖行動の分野で有効であるとされてきたが，統合失調症における効果については，まだほとんど研究がなされていない。しかしながら，本プログラムには，このアプローチの鍵となる要素，特に，再発の確率を高める要因を同定し，対応し，減少させる部分を取り入れている。

　要約すると，様々な心理学的アプローチと技法が統合失調症に関連した問題に対処するために開発されてきたといえる。統合失調症と診断された人々は非常に多様性のある患者群であり，抱える問題もしばしば複雑で多元的であることが知られている。それゆえ，単一の介入によってさまざまな関連問題に対処できる可能性は低い。つまり，多様な領域から「効果がある」ものを引き出した，包括的治療アプローチが必要である。本プログラムは，そう

したアプローチをまとめることによって，クライエントに介入や技法の幅広い選択肢を提供し，それを支援的で協働的な治療的関係のもとで提供しようとする試みである。

モジュール式アプローチ

　介入は，個々人のニーズや素質，その時点での能力に合わせたものでなくてはならない。本プログラムは，特定の方略，技法，介入を提供しながらも柔軟で，創造的かつ対象者の反応にあわせて応答的に用いることができるようにデザインされている。セッションの回数，長さ，頻度は，クライエントと共に決定すべきである。本プログラムは，柔軟性を最大にするために個々のセッションではなく，モジュール（目標別の介入パッケージ）別に分割されている。しかし，モジュールの提供方法をイメージしやすくするために，時間の割り当ての目安を示し，セッションの計画例を提示した。目安としては，各セッションを1時間半程度にすることが想定されている。セッションの長さは，クライエントのニーズによって決められるべきであり，介入を行う場の性質によって異なる。クライエントによっては，休憩を挟んだとしても，1時間半のセッションは長すぎるため，その場合には45分のセッションを2回行う方が適切かもしれない。実際，セッションの長さはグループ内のクライエントの数にも影響されるだろう。メンバーが多くなるほど，参加者に対するフィードバックと経験の共有のための時間は長く必要となる。

　本プログラムは原則的にグループワーク用にデザインされているが，クライエントが1人で，あるいはファシリテーターとペアで実施する必要がある部分も多い。いくつかの介入では，補足的な一対一のセッションを設けるべきである。

　セッションの回数は，アセスメント・セッションを除いて30〜60回を想定しているが，実際には，各セッションの長さや，補足的な個別セッションの回数によって変わってくる。頻度にもよるが，このプログラムはおおよそ6〜12ヵ月の期間で提供される。National Institute for Clinical Excellence (NICE) は，以下のように記している。

認知行動療法による長期の治療は，より短期の治療に比べて有意に効果的である。短期治療では，抑うつ症状を改善することがあるが，精神病症状を改善することはできない。適切な期間とは……6カ月以上にわたって持続し，計画的に実施される10回以上のセッションを含んでいる必要がある（NICE 2002）。

以下は各セッションの構造についての提案である。

1　前回セッションの簡単な復習
2　その回のセッションの内容と目的の概観
3　そのセッションのメインの介入
4　セッションのまとめと質疑応答

　介入とアセスメントの区別は，表面的なものである。プログラムの初期段階ではアセスメントに焦点を当てる。アセスメントは，クライエントの参加を促し，相互理解をはぐくむのに極めて実用的な道具になりうる。アセスメントの内容は，具体的なこともあれば，より包括的なこともある。
　モジュール1では，治療への導入，治療への準備，「病識」，自己効力感，「統合失調症」の定義と用語の確認に焦点を当てる。診断や統合失調症を理解するための作業モデルについての情報提供など，教育的色彩の強い要素も含む。
　モジュール2は，個人の体験と診断についての理解，それが生活にどのように影響してきたかを検討する。自分史を用いて人生の振り返りが行われる。本人が考える「病気」の発症，経過，その影響が吟味される。自己認識と対処に強調点がおかれる。
　モジュール3は，陽性症状に焦点をあてる。認知行動モデルが提示され，その枠組みの中でそれぞれの体験を吟味する。妄想的信念，妄想思考，幻覚やその他の体験など，具体的な症状を検討する。そうした体験を同定し，理解し，対処することに焦点が当てられる。
　モジュール4は，診断に関連する問題への対処能力を伸ばすために，本人にとっての防御因子を強めたり増やしたりすることを目的としている。このモジュールには，ストレッサーの見極めと対処，陰性症状への対処，対人スキル，問題解決，自己効力感の向上が含まれている。また，薬物治療の役割や

アドヒアランスについても検討される。
　モジュール5では，プログラムで扱った主な内容をまとめる。また，個人別の再発予防計画を作成し，将来的な方向性を探る。

パート II

アセスメント

アセスメントの目的　　23

アセスメント尺度　　24

症状の包括的アセスメント　25
陽性症状と陰性症状のアセスメント　25
抑うつ状態のアセスメント　27
対人関係上の問題のアセスメント　28
社会不安のアセスメント　29
自尊感情のアセスメント　30
病　　識　30

精神病のアセスメントに関する研究文献や出版されている心理測定尺度は数多い。精神病の様々な側面を測定しようという試みにこれほどの努力が向けられてきたということは，それが捉えどころのない，複雑な分野であることを示しているともいえる。およそ10年前に出版された精神病のアセスメントに関するハンドブック（Barnes and Nelson, 1994）には，診断，精神病理の変化，陽性症状，思考障害，陰性症状，気分症状，認知機能，自殺リスク，社会機能，攻撃性，病識などに関する300以上の評価尺度が詳述されている。

統合失調症のアセスメントは，多面的でなくてはならない。いずれか1つの尺度を用いて，確実にアセスメントを行うことはできない。公式の心理測定尺度に加え，行動観察，自己報告，セルフモニタリング日記，ロールプレイ・アセスメントなどの様々なタイプのアセスメント方法がある。また，情報は，クライエント本人，ケア提供者，親戚，精神保健専門家，カルテなど様々な情報源から集めることができる。徹底的なアセスメントは，公式の査定法と非公式的な査定法，量的な尺度と質的な尺度，そしてその他の様々な情報源からの情報を含むべきである。

アセスメントの目的

アセスメント方法と尺度の選択は，目的によって異なる。臨床場面におけるアセスメントの主要目的は，以下の通りである。

- クライエントの経験を十全に理解し，現在抱えている問題の正確な記録をするため。
  十全な理解のために評価されうる領域は多く，包括的症状尺度，対人関係能力と問題点，対処，病識などがある。
- 継時的な変化をモニターするため。
  継時変化は，パーソナル質問票，日記，症状評価質問紙，行動記録といった継続的なモニタリング手続によって測定することができる。
- 治療効果を評価するため。
  変化に敏感な尺度を使えば治療効果を評価することが可能である。治療

効果の測定には，広い範囲の関連症状をカバーする尺度が一般的に使用される。どのような治療でも，特に薬理学的治療などは，例えば妄想的な信念は減ったものの，うつが増悪したというように，有益な効果に加えて有害な効果がある場合がある。それゆえ，広い範囲の症状を測定することで，治療効果をより広く把握するのに役立つ。総合的症状尺度もまた，障害の継時的な過程をモニターするのに有益なことがある。どの尺度を使用するかは，どの程度の包括度が必要かによるであろう。一般的に，尺度がより包括的であればあるほど，施行には時間がかかる。変化に対する感受性のレベルも重要な要素である。最も敏感なものは，例えばある・なし式の評価ではなく，強度，頻度，困難度の評価を含むものであろう。治療効果はまた，クライエントの治療満足度や治療の有益さに関する自己評価を用いても測定できる。

- 介入としてのアセスメント。

アセスメントそのものが有益な介入となりえる。問題の理解や認識，つまり「病識」の分析は，変化の尺度として利用できるだけでなく，治療への導入や治療関係の構築においても有益である。同じように，症状日記を利用したセルフモニタリングも，自分の症状の変動性を同定したり，その結果として症状は固定的で不変なものではないという考えを強化することにも利用できる。対処能力のアセスメントによって，成功体験を強調し，自己効力感を強化することもできる。逆に，自分史分析や症状の個別分析など，後のモジュールにおける介入の多くも，有用なアセスメントになりえる。

アセスメント尺度

以下は，アセスメントに有用と思われる様々な尺度の紹介である。これは，推奨アセスメントパッケージというわけではなく，目的に合わせて尺度を探す際の選択肢として述べている。介入前には，3つ，もしくは4つ以上の尺度は用いず，介入前後の評価ができる尺度を含むのがよい。プログラムの途中では，状況に応じた種類の尺度，例えば，服薬に関する問題に取り組みたいときには薬に対する態度を測定する尺度を使用したり，防御因子について触

れたいときには，対人関係上の問題に関する尺度を使用したりすることができる。

症状の包括的アセスメント

■ **現在症診察表**（Present State Examination: PSE）（Wing et al, 1974）

この広く使用されている面接尺度は，精神障害の診断用に開発された尺度であり，施行時間は約2時間である。54の標準項目といくつかの補足項目から構成されている。症状がある場合，中程度か重篤かのいずれかで評価する。うつ，不安，集中の問題，妄想，幻覚といった様々な症状をカバーする。評価は，過去1カ月の症状について行う。原著者らは，トレーニングを受けた評価者がPSEを施行することを推奨している。

■ **簡易精神症状評価尺度**（Brief Psychiatric Rating Scale：BPRS）（Overall and Gorham, 1962）

この尺度は，恐らくは質問項目が少なく簡便であるため，広範に使用されている。施行時間は15分から30分である。7点法で評価される16の「症状項目」からなる。しかし，症状項目はそれぞれ区別するのが難しく，しばしばクライエントの抱えている問題をうまく記述できないことがある。

■ **包括的精神病理学評価尺度**（Comprehensive Psychopathological Rating Scale: CPRS）（Asberg et al, 1978）

この尺度は，67項目からなり，施行時間は約1時間である。報告による症状評定と行動観察の両方を含み，変化に敏感であるように選ばれた項目からなる。評価は，重症度と頻度で行う。

陽性症状と陰性症状のアセスメント

精神病の包括的評価尺度には陽性症状と陰性症状の双方が含まれるものの，その測定法はしばしば曖昧で，単にそのような症状が存在するかどうかを評価するだけか，全体的な重症度のみを評価することが多い。陽性症状や陰性症状をより詳細に評価することができる尺度としては，陽性・陰性症状評価尺度（Positive And Negative Syndrome Scale：PANSS）（Kay et al, 1989）

や，陽性症状評価尺度（Scale for the Assessment of Positive Symptoms：SAPS）(Andreasen, 1984)，陰性症状評価尺度(Scale for the Assessment of Negative Symptoms: SANS)（Andreasen, 1981）がある。これらの尺度は，特定の症状の有無や重症度を評価するのに利用でき，また，包括的評価尺度と比べてより詳細な情報を得ることができる。

PANSS と SANS では，陰性症状について公式の評価をすることができる。陰性症状は，情緒的無反応性や感情の平板化，会話の貧困化といった感情や行動の欠如を表すものであるため，測定が困難なことがある。また，陰性症状においては特に，観察者の判断とクライエント本人からの困難の報告とが一致しないことがしばしばある。それゆえ臨床家による評価が目に見える陰性症状を捉え，症状変化をモニターするのに有用である一方，クライエントの自己報告は本人が扱いたい領域を同定するのにより適しているといえるかもしれない。

統合失調症の主観的障害体験尺度（Subjective Experience of Deficits in Schizophrenia: SEDS)(Liddle and Barnes, 1988）は，クライエント本人からみた症状の主観的体験を測定するものである。SEDS は，21 項目を5点法で評価する半構造化面接である。異常思考，感情や意欲の障害，動機づけ，認知障害，ストレス耐性の低さといったカテゴリーからなる。この尺度では，体験の有無だけではなく，それによる障害を本人がどのように知覚しているか，苦痛の程度，そして総合的な重症度が評価できる点が有用である。

このプログラムでは，相互に同意した治療目標の重要性，症状のマネージメント能力の向上，ターゲットとなる症状に関連する困難の低減に焦点をあてている。クライエントにとって個人的にもっとも関係が深く，有用性の高いアセスメント方法は，本人に合った項目から成る自記式尺度を治療者がクライエントと一緒に作成して用いることである。

■パーソナル質問票（Personal Questionnaire; PQ）

パーソナル質問票を用いる方法は，Shapiro（1961）によって初めて紹介された。この方法には，統合失調症の陽性症状，特に妄想に合わせた修正が加えられ，現在では確立されて成熟したアセスメント及びモニタリング手法となった（Garety, 1985, Brett-Jones et al, 1987）。尺度は，例えば，被検

者の妄想に関する信念の確信度や先入観などを評価するために個別に作成された文章からなる。この方法は柔軟性が高く，症状に関連するどのような側面に関しても追加したり，モニターしたりすることができる。例えば，苦痛の評価や対処をどのくらいできていると捉えているかなどである。程度の評価は，クライエントが順序尺度やビジュアルアナログスケールを用いて行うことができる。パーソナル質問票は，繰り返し評価における小さな変化に敏感であり，よって，構造化されながらも，個々人に合わせた自己報告式尺度である。パーソナル質問票の例はモジュール3に示した。

■声に関する信念質問票（Beliefs About Voices Questionnaire: BAVQ）
　　（Chadwick and Birchwood, 1995）

　これは，30項目からなる質問票で，幻聴についての信念をめぐる様々な面を測定する尺度である。この尺度では，悪意（6項目），善意（6項目），抵抗（9項目），関与（8項目），影響力（1項目）を評価する。この質問票は，聞こえてくる声にどのような意味があるのかを描き出し，信念の内容と個人史の間の関連性を検討するのに役立つ。クライエントの視点を理解するための詳細な土台を与えてくれるだろう。このような情報は，どのような治療の可能性があるのかを示してくれるだけでなく，変化の測定にも利用できる。

抑うつ状態のアセスメント

　統合失調症と診断された人では，抑うつ状態が見過ごされてしまうことがある。というのも，社会的ひきこもり，会話の貧困化，アンヘドニア（無快楽症）は，うつ状態の一般的な症状でもあるにもかかわらず，しばしば陰性症状として理解されてしまうからである。

　投薬の副作用もまた，顔の表情の欠如，自発性の喪失，ジェスチャーの減少といった症状を生じ，一見，抑うつ状態のようにみえることがある。

　施設化もまた，自発性の欠如，動機づけや活気の減退を引き起こしうる。このように陰性症状，投薬の副作用，施設化，そして抑うつ状態はそれぞれ見分けるのが困難なことがあり，状態像の本質を明らかにするためには注意深いアセスメントが必要である。

　統合失調症診断と診断された人では，抑うつ状態はよくみられる。統合失

調症診断で病院から退院した者のうち50%に上る者がフォローアップ時に抑うつ状態を報告した（Falloon et al, 1978）。抑うつ状態は，初めての急性統合失調症エピソードの前駆期や初期段階によくみられ，切迫した再発の早期予測因子でもある（Herz and Melville, 1980）。よって，食欲減退，睡眠障害，抑うつ気分といった症状を認識することは，来るべき再発の重要な早期注意サインとなりうる。抑うつ状態はまた，統合失調症の診断がつく状態になってしまったことにからんで引き起こされることもある。例えば入院や，友達や仕事の喪失によって抑うつ状態が引き起こされる。神経刺激薬の副作用は，抑うつ状態に似た症状を呈するほか，実際に抑うつ状態を引き起こすかもしれないと言われている（Ananth and Ghadirian, 1980）。

統合失調症と診断された人の抑うつ状態を特に評価するために開発された尺度はないが*，例えばベック抑うつ質問票（Beck Depression Inventory: BDI）（Beck et al, 1961）のようにいくつかの抑うつ状態の評価尺度が広く利用されている。このBDIは，短時間で簡単に回答することができ，高頻度に使用されている。ハミルトン抑うつ評価尺度（Hamilton Rating Scale for Depression: HRSD）（Hamilton, 1960）もまたよく使用される観察者評定の尺度であり，抑うつの重症度を査定する。

対人関係上の問題のアセスメント

統合失調症と診断された人は，様々な理由から，しばしば他者との関わりにおいて特徴的な困難を有する。例えば，急性期症状や苦手な対人接触場面で他者がとる対応，自信喪失やストレスへの過敏性によって注意が散漫になったり妨げられたりする。よってその時点における対人関係上の問題のアセスメントは，治療の焦点を定め，変化を測定するために有用である。

■対人関係問題質問票（The Inventory of Interpersonal Problems: IIP-32）（Barkham et al, 1996）

これは，Inventory of Interpersonal Problems, Psychometric Properties

---

* 訳者注：実際にはCalgary Depression Scaleが使用できる。参考：Addington D., Addington J., Maticha-Tindale E. Assessing depression in schizophrenia: the Calgary depression scale. British Journal of Psychiatry. 1993; 163; s39-s44 and Clinical Applications（IIPPPCA）(Horowitz et al, 1988) の短縮版である。様々な精神保健上の問題を抱える人々に対して用いることができ，統合失調症と診断された人の使用にも適している。アサーティブネス，社会性，支持性，思いやり，依存，退行，親密性，オープンさという8つの下位尺度からなり，それぞれの質問は5段階で得点化される。質問数は少なく，簡便で，幅広い対人関係の問題を評価でき，変化に敏感である。

社会不安のアセスメント

多くの人がそうであるように，特に統合失調症と診断された人々は，社会的な状況を極めて困難もしくは不安を喚起するものとして捉えることがある。人はしばしば，馴染みのない状況では緊張し，人と話すのを避け，人が自分のことを考えているのではないか等々心配したりする。こういった心配事は，精神保健上の問題を有する人々においては特によくみられ，疑いや妄想的信念，社会からの排斥体験によって増悪されることがある。

一般人口における社会的困難を測定する尺度は2つあり，1つは30項目からなる否定的評価への恐怖尺度（Fear of Negative Evaluation scale: FNE）であり，もう1つは28項目からなる社会的回避・苦痛尺度（Social Avoidance and Distress scale: SAD）である（Watson and Friend, 1969）。双方とも自記式質問票であり，項目毎にあてはまるか否かで回答する。

FNEで高得点となる人々は，人に評価される場面で緊張し，悪い評価を避けようとしたり，他者の賞賛を得ようとしがちである。SAD高得点者は，社会的相互作用を避け，1人で作業することを好み，ろくに話さず，対人関係について心配し，実際の場面で自信を持てない。これらの尺度は，取り扱われるべき潜在的な問題領域を見つけ出すのに役立つ。というのも，特定の社会不安や社会恐怖を浮き彫りにするので，それを吟味し，治療計画に取り込むことができるからである（モジュール4を参照）。また，これらの尺度を用いることで，治療による変化の測定もできる。

自尊感情のアセスメント

重い精神障害の診断を受け，そしてその結果訪れる社会的，個人的，職業的影響を経験することは，しばしば，低い自尊感情，自信の喪失，自分に価

値や能力があるという感覚の喪失につながる。

　自尊感情は，いくつかの構成要素からなり，その中には「自分には価値があるという感覚」，「外見」，「社会的能力と権力」を含む。自己概念尺度（Self-Concept Questionnaire：SCQ）（Robson, 1989）は30項目からなる自記式尺度で，重要性，価値，外見，社会的受容度，回復力と決断力，能力，自分の運命の制御感，存在価値についての質問に回答する。評価は，8点リッカート尺度で行う。この尺度は，自尊感情に関連した問題のレベルを明らかにし，変化の測定にも使える。

病　　識

　精神病の病識といえば，伝統的には，精神障害を抱えていることについて本人が洞察を高めることに重きがおかれていた。簡単にいうと，一般的に病識には，「治療必要性の受容（主に服薬）」，「精神障害をもっているという認識」，「自らの陽性症状は実際には病気の症状であり現実の現象ではないという認識」という3つの構成要素があるとされている（David, 1990）。しかしながら，これは非常に限られた病識の見方であるため，病識に関するこのプログラムでは伝統的な尺度は使用しなかった。異なる病識の心理学的解釈については，モジュール1に詳述した。

パート III

心理学的介入プログラム

| モジュール1 | 治療への導入と準備 | 32 |

| モジュール2 | 自分と「統合失調症」についての個別分析 | 58 |

| モジュール3 | 陽性症状の理解とマネジメント | 84 |

| モジュール4 | 精神健康を高める | 136 |

| モジュール5 | 全体のまとめ | 198 |

モジュール1　治療への導入と準備

モジュールの概要

- 場面設定
- グループルールの設定
- プログラムへの導入
- 用語の確認
- 統合失調症の診断方法
- 統合失調症の心理学的モデル
- 心理学的病識
- 治療の準備
- 自己効力感
- 個人的目標

セッションの計画例

導入／ウォーミングアップ　（10分）	病識とは何か？　（20分）
希望と恐れ　（10分）	それぞれの体験と討議　（30分）
グループのルール　（10分）	暫定的な定義を受け入れる　（10分）
プログラムの紹介　（1時間）	事例と討議　（30分）
用語の確認　（15分）	治療準備についての探索的討議　（15分）
統合失調症の診断方法　（20分）	
診断に対する本人の思い　（40分）	事例　（10分）
情報提供　（15分）	治療経験についての討議　（20分）
心理学的モデル　（1時間）	自己効力感を探索する　（20分）
モデルに関する感想と自分にどの程度あてはまるかを考える（30分）	事例　（10分）
	個人的な目標　（15分）

場面設定

　介入はクライエントに初めて会ったときから始まる。初期段階は治療への導入から入る。つまり，その人を知り，何を求めているか（求めていればだが），治療への期待，以前の体験等々を理解するのである。これは，その人に話しかけ，耳を傾けることによって達成されるのである！

　クライエント，特にグループワーク体験のないクライエントは，このようなプログラムに参加することに対してある程度の心配を抱きがちなようである。不安を感じたり，神経質になりやすく，不審感を持つ可能性さえある。それゆえ，初期のセッションは，作業の重要性についての感覚を維持しながらも，なるべくリラックスして形式ばらず行うべきである。

　グループワークを行う場所に快適な物理的環境を整えることは，時間をかけるに値する。施設によっては難しいかもしれないが，照明や温度，家具の配置に注意することから得られるものは多い。机でさえぎらないよう，快適な椅子を円形に配置するのが最適である。アロマオイルを用いてさらに雰囲気を整えることができるかもしれない。

　グループの中でクライエントの居心地がよくなるよう促すためのエクササイズ，または「ウォーミングアップ」がいくつかある。導入はグループをペアに分けることで，より相互作用的に設定することができる。クライエントは2〜3分でペアの相手に氏名を伝え，さらに趣味または興味といった自分自身に関する2つのことを伝えるよう言われる。それから，その伝えられた情報を用いて自分のパートナーをグループに紹介する。

　メンバーにはグループに関する気持ちや希望，心配をすすんで表現するようすすめる。ペアの中で，パートナーにグループに対する恐れや不安を伝えるようクライエントに言っても良い。次に同じエクササイズを繰り返し，今度はグループに対する希望や期待を共有する。このあとで，クライエントは希望や心配をグループにフィードバックするよう促される。出てきた希望や心配については，フリップチャート*に一覧表を作る。

＊　訳者注：ここでいうフリップチャートは，めくれるように上端を綴じた大版の紙をさす。英国では，白板よりもフリップチャートが一般的である。

グループルールの設定

グループルールはグループの中に安心感や抱える環境をつくり，グループの一体感を構築するために重要である。

ルールはグループメンバーによって作られるべきである。提案されたルールは，すべてグループで討議され，全員賛成であれば取り上げられる。決まったルールは一覧表に書き出し，後に配布資料も作成して全員に署名してもらい，コピーをそれぞれのメンバーに持っていてもらう。カラープリンターやラミネートを施すと特に見栄えがよくなる。

グループルールの契約書の一例を配布資料1「グループルール契約書」に，「グループルール」の一覧表のサンプルはコラム1に示した。

コラム1　グループルール

遅刻や早退はしない
グループの秘密は遵守する（グループ内の発言はグループに留める）
お互いを尊重しあう
オープンで正直になるように心がける
他の人がしゃべっているときに邪魔をせず，何を言っているか聞く
他の人の助けになるよう心がける

最初のセッションでは，配布資料やワークシートを綴じることができるよう参加者それぞれにファイルを配ること。

プログラムへの導入

本人がセラピーをどのように捉えているかは，重大な影響を及ぼす。うまくいくセラピーの重要な構成要素についての研究によれば，最も重要な前提条件の1つとして，クライエントがポジティブな期待を持っていることが挙げられている（Prochaska and Di Clemente, 1982）。そのほかの前提条件として著者らは，変化への動機づけや，温かみがあって信頼できる治療関係を挙げている。

したがって，最初のセッションにおいては，実施しようと考えている治療プログラムの説明，プログラムに対する人々の見解を引き出すこと，そしてポジティブな期待を育てることに焦点を置くべきである。配布資料2「プログラムについて」には，プログラムの概要が説明してある。この資料をもとに話し合いを行ったり，質疑応答のセッションをするとよいであろう。

プログラムの性質や内容を説明し，それについての心配ごとや質問に答えたら，グループメンバーにプログラムをどのように思っているか，プログラムに対してどのような意見を持っているかを尋ねる。以下のような質問をする。

- この種のプログラムは，自分にどのくらい関係があると思いますか？
- プログラムはあなたにとって役に立つと思いますか？
- このプログラムに参加することが良い考えだとどれくらい自信を持って言えますか？

グループメンバーのそれぞれに意見を言うよう促し，メンバーそれぞれが自分の意見を聞いてもらえたと感じられるようにすること。

用語の確認

このプログラムに参加している人々は，全員どこかの時点で統合失調症の診断を受けたことがある人たちである。中には自分の診断に納得せず，別の種類の精神保健上の問題を抱えていると信じている者もいれば，いかなる種類の精神科疾患に苦しんでいることにも反発する者もいるだろう。長年，精神保健システムに関わっているにもかかわらず，診断やその診断が持つ意味について率直な話し合いの機会を持てずに来ている人も多い。統合失調症と診断された人々は，診断についてある程度，先入観や自分なりの理解を持っていることがほとんどである。事実に基づく知識をほとんど持っていないこともあり，それどころか，過去の精神科サービスへの接触から誤った情報を得ていることさえある。昔からの素人的な統合失調症の見方は，それがその人を完全に乗っ取り，狂気にいたらしめ，「分裂した人格」を生じせしめると

いうものであるが，このような見方はいまだに広く信じられている。医学的見解によれば，統合失調症は遺伝的，神経生物学的要素に強く影響を受け，薬物治療が必要な奇異な妄想と幻覚を生み出す疾患とされており，このような見方もよく知られている。したがって，統合失調症と診断された人々は，しばしばその診断が意味することを恐れ，診断にまつわるスティグマを認識し，統合失調症の性質，経過，治療について誤解を抱く。そのため，「統合失調症」という用語は強い感情を呼び起こしかねないので，プログラムの間にどの用語を使うかについては話し合って同意を得る機会を持つのがよいだろう。「精神疾患」「精神障害」「メンタルヘルスの問題」または単に「問題」といった用語が代替とされるかもしれない。

統合失調症の診断方法

クライエントは診断に納得しないことがあるが，その一方で，ほとんどの場合そのような診断がどのようになされるのかについて興味を抱いている。したがって，DSM–Ⅳ と ICD–10 の診断基準の簡単な要約を紹介するのがよいだろう。

診断方法の概要は以下のように示される。精神疾患の分類と診断の手引き (Diagnostic and Statistical Manual: DSM-Ⅳ-TR) (American Psychiatric Association, 2000) には認められたすべての精神障害の診断を行うために満たすべき基準が詳細に記述されている。統合失調症では，5つの主要な基準が満たされなければならない。

- 第1に，陽性症状のリストから少なくとも1つ存在しなければならない
- 第2に，機能レベルの低下が明白でなければならない
- 第3に，人生のある時点において障害の持続的な徴候が少なくとも6カ月間存在しなければならない
- 第4の基準では，統合失調感情障害といった関連した精神障害が除外される
- 第5の基準では，いかなる器質的障害も除外される

以上の基準は，臨床家及び研究者にとっての有用性，信頼性，許容性を目標に，専門家集団によってまとめられた。DSMは初版から数十年にわたって改訂を加えられ，現在の基準についても将来的には修正が加えられる可能性が高い。

　国際疾病分類第10版（International Classification of Diseases 10: ICD-10）（WHO, 1993）は精神および行動の障害を分類したものである。臨床記述や診断ガイドラインの詳細が記述され，300を越える障害の特徴が述べられている。最初のマニュアルは1960年代に世界保健機関の精神保健プログラムによる精神障害の診断と分類を改善する試みとして作成された。その後，世界各国の精神科医による包括的なコンサルテーションの過程を経て，成果がガイドライン（ICD-8）として出版された。専門家のセミナーやワークショップ，レビューによって開発・改訂され，実地試行も行われた。現在の第10版は診断基準と障害の分類を助ける評価手段がセットになっている。それぞれの障害には主要な臨床的特徴と関連した特徴がある場合にはこれも与えられている。診断ガイドラインには診断を行うにあたって必要とされる症状の数と症状の性質が記載されている。しかしながら，未だ臨床的判断にゆだねられる部分が多く，「信頼にたる暫定的で一時的な診断」という概念が掲げられている。ICD-10は以下のように述べている。

　　　これらの記述と診断ガイドラインは理論的な意味合いをもつものではないし，諸障害に関する最新情報を網羅する意図ももっていない。これらは単に，世界各国の専門家やコンサルタントの多くが合意に達した諸症状とコメントとの組合せにすぎず，精神障害の分類における各カテゴリーの限界を定めるための手ごろな基準となるものである。「ICD-10　精神および行動の障害―臨床記述と診断ガイドライン」（医学書院）より
　　　　　　　　　　　　　　　　　　　　　世界保健機関, 1992

　討論を促すために，配布資料3「統合失調症の診断方法」を配布するとよいだろう。
　統合失調症の診断方法についての討論の際には，クライエントに，自分た

ちの統合失調症診断はどのようになされたと思うかを尋ねてみるとよいだろう。つまり，どの特定の症状，あるいは，基準が使われたと思うかを尋ねるのである。適宜，個別の支援をしながらワークシート1「私の診断はいかにしてなされたか」を完成するようクライエントを促す。注意するべきことは，必ずしもクライエントが診断に同意することを期待するのではなく，ただ単に医師がどのように診断したと思うか，すなわち，統合失調症の診断を決定する上で何を根拠としたかと思われるかを考えてもらうことである。

　診断に同意するかどうかについてクライエントに質問する。もし認められないのであれば，なぜ同意できないのかを尋ねる。最終的には，そのような診断名がつけられたことについてどう思うかを引き出すような討論に導く。診断に対する反応としては，メンタルヘルスに関連した問題を否定する者から，自分の恐ろしい体験が実は既知の精神障害によくみられる症状であることを知って安心する者まで幅広い反応が返ってくる可能性が高い。

　統合失調症に関しては多くの文献が利用可能であるから，個々のクライエントのニーズや求めに応じて提供するとよいだろう。具体的には，統合失調症に関する推薦書やNational Schizophrenia Fellowship*によって作成されたパンフレット，あるいは基本的事実の提供に至るまで多岐に渡るであろう。配布資料4「統合失調症の実際」には基本的情報が示されているので，これをもとに話しあうことで詳しく扱うことができる。

統合失調症の心理学的モデル

　統合失調症の心理学的モデルを紹介することで，統合失調症概念の神秘性を取り除き，ノーマライズするのに役立つ枠組みを提供することができる。モデルでは，「統合失調症」が単に医学的状態ではなく，社会的，心理学，環境的要因によって影響を受けることが示されている。モデルを紹介する上で重要なポイントは，症状や問題の悪化には多くの因子が関係しているのと同様に，そのような困難の緩和を助ける方法も多く存在している，ということを伝えることである。配布資料5「統合失調症の心理学的モデル」に紹介さ

＊　訳者注：2002年よりRethink (www.rethink.org)

れているモデルは，ストレス脆弱性モデルを簡便化したものである(Neuchterlein and Dawson, 1984)。このモデルについては，パート1で詳細を述べた。

モデルを提示する際には，フリップチャートやプロジェクターを用いて示しながら，以下のような説明をするとよいだろう。

　　　このモデルはいくつかの構成要素で成り立っています。中で最も重要なのは，その人の素因もしくは「脆弱性」と，その人が体験する生活状況や環境の影響との間には相互作用があり，それによって統合失調症を発症するという点です。

　　人の素因には少なくとも3つの因子が含まれているようです。第1は，感覚組織を通じて入ってくる情報を理解する方法です。これは情報処理と呼ばれています。視覚，聴覚，味覚，触覚，嗅覚といった五感は私たちに環境に関する情報を与えてくれます。この情報は脳に伝えられ，脳はその情報を解釈し，その新しい情報と以前の体験を参照するのです。私たちはそのような情報を解釈し，分類し，整理して，どのように反応するかを決定します。誰でも情報処理過程で誤りをおかす傾向があり，統合失調症傾向のある人は，そのような誤りをおかしやすい特定の性質を有している可能性があります。

　　第2は人格です。どのようなタイプの人間であるかということも，統合失調症の罹患に影響を与えることがあります。対人接触場面を避けたり，人と知り合いになるのが困難である人は統合失調症に罹患しやすい素因をもっている可能性が考えられます。人生において，後に統合失調症の診断を受ける子どもの中には，多くの人格特性が共通してみられます。彼らはより内向的で引っ込み思案であり，他の人と過ごすより1人でいることを好みます。

　　第3は自律神経システムです。自律神経はストレスに対する身体の反応を制御しており，統合失調症を発症する人では，より反応性が高い可能性が考えられます。

　　生理学的，遺伝的，生物学的な要因によって統合失調症を発症する素因を持つ人は存在しますが，だからといってこの問題が克服できないと

いう意味ではありません。対処能力を含め，脆弱要因の影響を低減させる防御因子もいくつか存在しています。問題や困難にうまく対応できるようになればなるほど，背景にある脆弱要因の影響を減らせる可能性が高まるのです。自己効力感は問題に取り組み，状況をコントロールする能力の1つです。対処能力や自己効力感を改善することは，回復力を高めるための中核をなしています。

　もう1つの重要な防御因子は抗精神病薬です。統合失調症の症状を緩和することができる効果的な薬物の開発は大きな発展を遂げています。

　離婚，失業，親しい人の死といったストレスイベントは，私たちのメンタルヘルスに影響を与える因子です。誰でも人生のどこかの時点でストレスイベントを経験するものですが，それに対する対処については，うまくできる人とできない人がいます。突然のストレスの増加は，統合失調症の発症に寄与するかもしれません。

　困難でストレス過多の生活状況もメンタルヘルスに影響を与えます。騒音や日常のいらだち事，適わない要求といった継続的なストレスはストレスレベルの上昇を引き起こします。

　第3の環境ストレスは他者から与えられるものです。他者，特に近しい者による批判的または過度に情緒的に巻き込まれた関わりは，かなり重いストレスとなることが知られています。

　他の人よりも生活上のストレスに対する耐性が高い人もいます。良好なソーシャルサポートを持ち，問題解決が得意な人が最もうまく対処するようです。ライフイベントや日常ストレス，他者からの影響の処理を助けるために，多くの心理学的，社会的解決法が存在しています。これらは環境ストレスの影響から自分を防御するために有用です。

　「脆弱性」と「防御因子」の相互作用の後に生じるアウトカムについては，いろいろな可能性があります。脆弱性因子が増えるほど，メンタルヘルスの問題が生じるか，もしくは統合失調症の急性エピソードを体験する可能性が高くなります。しかしながら，防御因子が多いほど，そのような症状を体験する可能性は低くなるのです。アウトカムの中には当然のことながら，社会的，職業的，個人的な機能を含めた多様な機能を果たす能力が含まれます。本人の対処能力，自己効力感，サポートが有

効であればあるほど，こうした領域で機能し，素因から来る影響を最小限に留める可能性が高まるのです。

このような説明に引き続き，グループメンバーが質問したり，モデルに対する意見を述べたり，その情報が自分にどのくらい関係あるかについて語ったりするのに十分な時間をとるようにしよう。

心理学的病識

統合失調症の診断に関連して，最もよく記載される徴候あるいは症状は「病識の欠如」（WHO, 1973）である。統合失調症と診断された人々は「病識」の問題に関して精神保健の専門家と衝突していることが頻繁にある。残念なことに，統合失調症の診断を受けた人々はしばしば自分の困難を正確に知覚する能力を有していないという考えが依然として広く残っている。病識という概念はしばしば十分に理解されておらず，（病識が）あるか，ないかといったように白黒はっきり分けられる性質を持つと考えられている。病識はまた，変化しにくい安定的な性質を持つと思われている。しかしながら，本人の理解や，多くの者が症状の発症からその後の経過について振り返って正確で信頼性の高い説明をする事ができることについて検討した研究により，このような絶対的で硬直した見方に対しての異議が唱えられてきている。

統合失調症の診断を受けた人々にとって，精神保健の専門家から病識が低いと判断されることがもたらす重大な結果の1つは，コミュニケーションの断裂である。クライエントは誤解されていると感じ，専門家はその人に理解する力がないと判断してしまう。精神科医の間では，David（1990）による見解，つまり病識とは3つの重複した個別の次元によって構成されているという見方が強い。3つの次元とは，精神疾患を持っているという認識，治療コンプライアンス，妄想など普通でない精神的体験を病理的なものとしてラベル付けしなおす能力である。言い換えれば，精神病の伝統的な医学モデルを受け入れれば，その人には病識があると記述されることになる。しかしながら，限定的な医学モデルの定義から離れ，（病識という）概念の心理学的解釈に目を向けると，これを土台にして患者の困難について治療者と本人が相

> **コラム2　病識ってなんだろう**
> 自分自身を知ること
> 自分の病気を理解すること
> 正常に考えること
> 医師に従うこと
> 自分が病気であることを知ること
> 薬をのむこと
> 自分の問題に気がつくこと

互に同意できるようなフォーミュレーション（事例定式化）を行うことができる。すなわち心理学的病識とは，能力や問題についての自己理解と認識を指すのである。病識の3要素を広げ，その人の視点を本人にとって心理学的に妥当で意味のあることとして考慮に入れることで，相互に同意できるような治療目標にいたる基礎が提供される。

　病識について討論を始める際，「病識とは何か？」という質問に対してブレーンストーミングを行う方法は助けとなる。代表的な反応をコラム2に示した。

　続けて，「病識を持つ」あるいは「病識の欠如」にまつわる個人的な体験についての話し合いをしてもよい。精神疾患の有無や投薬の必要性，異常な体験が病気のサインかもしれないという見方をめぐって，精神保健の専門家や家族，友人と意見が合わなかったことがそれまでにあるかについて思い出してもらうのである。

　この簡単なエクササイズは，しばしば過去または現在における疎外感や不信感の体験を浮き彫りにし，他人の反応がいかに「精神症状」による困難を増悪させるかを描き出す。

　このセッションで望まれる結果は，心理学的病識とは何か（定義）について，相互同意に到達することである。「病識とは，何が問題で，どのように対処するのかについての共通理解である。」はその一例である。

　以下の事例では，「病識の欠如」が治療の障害にならず，「病識」を治療目標とすることがしばしばクライエントにとって助けにならないことを示している。むしろ，相互に同意できる治療目標を見つけることの方が非常に有益

事例

デビッド（24歳）診断名：統合失調症（持続性妄想性障害）

　デビッドは，この数年，警察が仕組んで，彼に犯してもいない多くの罪をきせたと信じてきた。これは非常に強固な信念であり，警察が彼に対して行動を起こしているという証拠が何ら存在していなかったにも関わらず持続していた。様々な抗精神病薬が試され，信念の修正を目的とした個人療法が試みられたが，そのような信念は4年間に渡って持続した。カルテにはしばしば「完全な病識の欠如」と記載された。かなりの期間に介入を試みても効果は示されず，病識の改善を目標とした治療は失敗に終わったといえる。

　その後デビッドは心理士との面接を始めることになった。その信念によって湧き起こる気持ちについて討論が有益なものとなった。彼は被害感や嘲笑される感覚を覚えるのだと言った。そのような感覚のために，抑うつ感や無力感，怒りの感情が残った。それまでの介入では，専門家は彼を信じず，間違っているのは彼であるとほのめかしたので，みんな敵だという彼の信念は確固たるものになってしまった。実際，専門家も陰謀を企てる警察の一味だと信じ始めていた。そこで，同意された治療目標は，そのような信念を持つことによるネガティブな主観的体験を減らすことになった。そのような信念が正確であれ誤りであれ，信念を持つことは有害であり，対処能力を減らしてしまうことについてセラピストは同意を得た。したがって，信念ではなく，それに関連する思考や感情に介入の焦点があてられた。結果を以下に要約した。

以前の信念： 　　　　　警察は自分を罠にはめて破滅させたいのだ。
結果として生じる思考： 彼らが勝っている。自分を侮辱している。自分は被害者だ。
関連する感情： 　　　　抑うつ感・無力感・怒り。
結果として生じる行動： 復讐を企てる。陰謀を暴くように努める。

介入―関連する思考と感情，対処方略について話し合う（6セッション）

現在の信念：	警察は自分を罠にはめている。自分を破滅させたいのだ。
結果として生じる思考：	負けるものか。これ以上人生を破滅させられるものか。「すんだことは仕方がない」
関連する感情：	コントロールできて安心。
行動：	復讐に夢中にならない。他の計画に注目する。

信念に変化は見られないが，信念の影響がかなり変化した結果，対処能力の改善，苦痛の相当な低減，信念への没頭レベルの低下が見られた。

な可能性が高い。

セッションの初期段階では，心理学な治療アプローチがクライエントにとって役に立つことを描き出すために事例を提示することが特に大切である。サンプル事例を使ったり，秘密保持のために適切に匿名化を施した自験例を使うとよいだろう。

治療の準備

これから受ける可能性のある治療に対して，その人がどのような信念や態度を持っているかを検討することは，非常に重要である。こうした信念は，自分の問題が実際に「治療可能」だと考えているか否かだけでなく，過去に受けた治療的介入の経験に基づいていることが多い。態度は「何をやっても効果はない」という絶対的な悲観から，治療が「完全治癒」につながるという非現実的な楽観まで多様である。治療への態度について話し合いするのに役立つ探索的な質問の案をコラム3に示した。

治療に対する個人の考えや信念を理解しておくと，心配について話し合い，誤解があれば正すためのきっかけをつかめる。しばしば，過去に治療抵抗性であるとされた人々についても，背景にある信念を扱い，自分の問題についての彼ら自身の視点に一致するような「接点」を見つけることで，治療を受け入れる動機づけを高めることができることが多い。

コラム3 病識, 治療準備, 自己効力感について検討するための計画表(案)	
メンタルヘルスに関わる問題の受容	・あなたにはメンタルヘルス上の問題があると思いますか？ ・何らかのかたちで精神保健サービスが自分の助けになると思いますか？ ・異常な考え，声，幻覚，そのほかの現象をどのように説明しますか？ ・以前にメンタルヘルス上の問題を持っていたことがありますか？ ・メンタルヘルス上の問題を持った人を知っていますか？　その人が具合が悪いことは，どのようにして分かりますか？
治療準備	・診断に関連した問題の改善に取り組むことに価値があると思いますか？ ・心理学的治療に対して何か心配がありますか？ ・このようなタイプのセラピーをどれだけ理に適ったものだと感じますか？ ・過去の治療ではどのような経験をしましたか？ ・治療の結果，どうなったらよいと思いますか？
自己効力感	・メンタルヘルス上の問題にどのように取り組んだらいいかについて何か考えはありますか？ ・過去には何が助けになりましたか？ ・時間が経つにつれ，何か症状の変化に気がつきましたか？ ・症状を悪化（改善）させるものはありますか？ ・精神的に具合が悪くなるときは，自分で分かりますか？

以下の事例は，自分にとって意味がある治療アプローチをみつけることがいかに重要であるかを説明する際に用いられる。

　それぞれのクライエントにとって何が治療を「意味のあるもの」にするのかという討論を行う。それがポジティブなものであれネガティブなものであれ，過去の体験からの例を使うように促す。

事　例

　科学技術に関心を持つある若者は，「心理学的治療は無意味だ。なぜなら，自分には化学的不均衡が原因の身体疾患があるのであって，そのことについて会話したところで助けにはならないからだ」という意見を持っていた。この仮説を「行動実験」によって「検証」する機会を持つのはどうかという提案については彼からの了解が得られたので，その結果，彼は心理学的介入を利用してみる機会を得たのだった。このようなやり方によって，彼が以前は「ただのおしゃべり」と捉えてきたことを続けるための動機づけを得たのだった。簡単な気分評定を行うことによって，若者は自分の精神状態が実際に時間を追うごとに変化するという考えを受け入れ始めた。精神状態はしばしばストレスなどの外的要因の影響を受けるため，変化しやすいということを理解するようになった。彼はこのことを「ストレスが化学的不均衡を悪化させるのだ」と捉え，その影響を減らそうと努めるようになり，ある程度うまくやれるようになったのだった。

自己効力感

　自己効力感理論として知られているBandura（1977）の社会的学習理論では，治療において人の期待が果たす役割や，そのような認知が行動に及ぼす効果について検討している。その基本的主張は，治療による行動変容は認知的メカニズムによって媒介されているというものである。媒介している認知メカニズムは「効力期待」，つまり，自分がある行動を遂行する能力を持っているかどうかという判断である。Banduraは，どのような介入にせよ，個人の効力期待を高める範囲において，初めて効果が得られると主張している。

統合失調症の診断を受けたことで，無力感を覚え，力を失ったように感じ，圧倒されてしまうことがある。自己効力感はコントロール感を回復させ，症状に伴う苦痛を減らす助けとなり，そのような診断を受けながらもメンタルヘルスを改善することができるという希望を少しずつ育むことができる。自己決定を期待することによって，障害の経過や結果に責任を果たさなければならないわけではなく，むしろ障害の影響を減らす手助けとなる。精神症状のマネジメントに関連した自己効力感は3つの段階に分けられると指摘されてきた（Breier and Strauss, 1983）。第1に，セルフモニタリングを行うことで，精神病性の行動や前駆期の行動に気がつくようになる。第2に，そのような行動を障害のシグナルとして捉え，認識する。第3に，自己教示などの自己コントロール方法を用いる。過去や現在の対処技能や対処能力を重視することにより，自己効力感を改善させることができ，セルフマネジメントに取り組むための動機づけを高める援助となる。

自分の持っている知識を用いることの重要性を説明するために，以下の事例を紹介する。

事 例

サラは頻回の入院歴を持つ女性であり，心理学的アセスメントへ紹介された。カルテには彼女の再発は「急激で激しい」と記載されていたが，詳細なアセスメントを行ったところ，実際には多くの早期注意サイン（前駆症状）に気がつくことができていた。しかしながら，入院を恐れていたために医師に症状を報告することができなかったことが明らかとなった。治療では早期注意サインを認識する優れた能力と自己効力感を高めることに焦点を合わせた。その結果，セルフモニタリングをして早くに医師に報告することにより，薬物増量などの介入が可能になり，入院の必要性を減らすことになるのではないかという考え方につながった。

前述のコラム3には，自己効力感についての討論を促すための質問例をいくつか掲載した。

個人的目標

　参加を促進し，個人のニーズに合わせてプログラムを構成しやすくするため，それぞれのクライエントに，自分の個人的目標が何であるかを明確化するよう促すべきである。

　このことは，適宜ファシリテーターの助けを借りて個別になされるべきである。ワークシート２「私の個人的目標」を配り，目標を記録してもらう。個人的目標が完成したら，グループメンバーは目標をグループに発表する。

パートⅢ　心理学的介入プログラム　49

グループルール契約書

グループ名

場　所　_____

日　付　_____

時　間　_____

グループメンバー　_____

　　　　　　　　　_____

　　　　　　　　　_____

　　　　　　　　　_____

ファシリテーター　_____

　　　　　　　　　_____

ルール　● _____

　　　　● _____

　　　　● _____

　　　　● _____

　　　　● _____

署　名　_____　日　付　_____

〈モジュール1　配布資料1〉

プログラムについて（2の1）

本プログラムには，3つの主要目的があります。
1 生活や自分に起こる出来事に対するコントロールを増すために，自分自身や自分のメンタルヘルス問題についての知識を増やし，理解を深めます。
2 メンタルヘルスに直接関連した問題や統合失調症の診断を受けた結果生じた問題なども含め，今後体験する可能性のあるどのような問題に対してもより効果的に対処できるよう援助します。
3 あなたが役に立つと思う領域において，ライフスタイルや生活のために必要とされるスキルを向上させます。例えば，ストレスへの対処やコミュニケーションの改善などです。

あなたは自分自身の人生についての専門家です。あなたの人生，対処能力，過去に役立ったことや役に立たなかったことを振り返ることで，一緒に現在の問題を解決する方法を見つけ，将来の問題に対処する能力を向上させることができます。

プログラムには5つのモジュールがあり，以下の領域をカバーしています

モジュール1：治療への導入と準備
- メンバーがお互いを知るのに役立ちます
- プログラムの構成と内容について説明します
- 統合失調症の診断がどのようになされるのかを探ります
- 統合失調症の心理学的モデルを紹介します
- プログラムについて知り，どうすれば自分の治療に自分で関われるかについてのオリエンテーションを行います

モジュール2：自分と「統合失調症」についての個別分析
- 今までの生活と統合失調症が生活に与えた影響に注目します
- 統合失調症の病期について検討し，自分自身のメンタルヘルス問題を見極め，その経過を理解できるようにします

（次頁に続く）

〈モジュール1　配布資料2〉

プログラムについて（2 の 2）

- 自分の体験が，統合失調症の病期にどのようにあてはまるかを検討します
- メンタルヘルス問題の早期注意サインを特定し，対応するのに役立ちます
- 統合失調症が人生・生活に与える影響をいかにして減らすかを探ります

モジュール 3：陽性症状の理解とマネジメント
- 統合失調症の「陽性」症状に対するさまざまな介入を検討します
- どのようにして「陽性」症状を見極め，モニタリングするかを検討します
- 症状のせいで生じる苦痛を減らす方法と効果的な対処方略の使い方を検討します
- 「陽性」症状の心理学的説明を紹介します
- 症状を修正する方法を紹介します

モジュール 4：精神健康を高める
- 将来のメンタルヘルス問題から，いかにして自分をよりよく「防御」するかに焦点を当てます
- 他者との相互作用を改善させる方法を検討します
- いろいろなストレス対処方法を紹介します
- 陰性症状とその管理方法を検討します
- 薬物療法から最大の効果を得る方法を検討します

モジュール 5：全体のまとめ
- 重要な部分の振り返り
- 将来の方向性を探ります

〈モジュール 1　配布資料 2〉

「統合失調症」の診断方法

　統合失調症は種々多様な状態像を含む精神障害です。通常，以下の体験のうち1つまたはそれ以上が存在することによって診断されます。
- 考えを頭の中に入れられる，抜き取られる，または，自分の考えが他人に聞こえてしまうという信念
- 自分より力のある何かによって影響を受け，コントロールされているという信念。または，自分にとって特別な意味のあるものが見えたり，聞こえたりするという信念
- 他の者には聞こえない声が聞こえる。その声はあなたの行動についてコメントするかもしれないし，声同士で会話をするかもしれない。声は，侮辱したり，何かをするようあなたに指示するかもしれない
- 自分自身に対して他人がありえないと思うような異常な考えを持つ。例えば，「自分は超人的な力を持っている」や「宗教的指導者あるいは政治的指導者である」など

　以下のうち2つ以上の体験があれば，統合失調症の診断がされる可能性があります。
- 何らかの持続的幻覚（他者には聞こえない，見えない，感じられない，味わえない，臭わない感覚）を伴う奇妙で異常な考え
- 思考の流れにおいて，明確に首尾一貫して話すことが困難になる中断や侵入がある。言語新作が含まれるかもしれない
- 異常な方法で行動していること（例えば，興奮しやすい，あるいは異常なほど無気力，しゃべらない）
- 感情鈍麻，ほとんど表現しない，感じないといった「陰性」症状
- 行動における重大な変化（例えば，仕事・社会的活動に対する興味の喪失，他者と交流しない，自己没入，自分自身の面倒をみない）

　これらの体験が少なくとも1カ月間存在しなければなりません。

〈モジュール1　配布資料3〉

私の診断はいかにしてなされたか

配布資料3「統合失調症の診断方法」と併せて使用すること

あなたはご自分の診断に納得していないかもしれません。しかしながら，ここでは，単に医師がどのような方法で診断したかについてだけ，考えてみましょう。医師は何を根拠に用いたのでしょうか？

どのような症状や徴候が診断を決めるのに用いられたと思いますか？

以下を参考にしてみてください…
- 普通でない「奇妙な」信念
- 他の人には見えないものが見え，聞こえないものが聞こえるといった，他の人が体験しないこと
- 思考の困難
- 異常な行動

〈モジュール1　ワークシート1〉

統合失調症の実際（2の1）

どれだけ一般的な疾患なの？
- 約100人に1人が統合失調症の診断をうける可能性がある
- 現時点で英国人口のうち10万から50万人が統合失調症の診断を受けている可能性が高い

性差はあるの？
- 男性では多くの場合25歳以前に統合失調症を発症する。一方，女性では30歳までに発症が見られる傾向があるが個人差が大きい

なぜ自分が？
- 精神病を発症させる脆弱性を持つ人が存在する。以下の特徴があてはまる場合は，発症の可能性がそれだけ高まる
    ― 同様あるいは類似の診断を受けた家族や親戚がいる
    ― 重大なストレスあるいはトラウマを体験している
    ―「素因」に寄与する特定の心理学的，社会学的，生物学的要因がある

（次頁へ続く）

〈モジュール1　配布資料4〉

統合失調症の実際（2の2）

治　療
- 治療の最も一般的な形態は薬物療法である。薬物療法では「治癒」に至らないが，症状を緩和したり，症状が出てくるのを防ぐ
- 統合失調症に関連した問題の理解と対処能力の増強を基本とした心理学的治療。重大なメンタルヘルス問題の影響を減らし，症状を減らし，再発の確率と重症度を下げるのに利用できる心理学的介入は数多い。さらに心理学的治療は，問題への気づきと理解を深め，有効な対処戦略を身につけるのに役立つ

経　過
- 統合失調症の診断を受けた人の3分の1が，1回の「精神病」エピソードの後，完全に回復している
- 何人かは症状の「再発」を体験するが，再発エピソードの間の期間は症状が全くない状態が維持される
- 25パーセント以下の人が持続的に病気の症状を体験し続ける

〈モジュール1　配布資料4〉

統合失調症の心理学的モデル

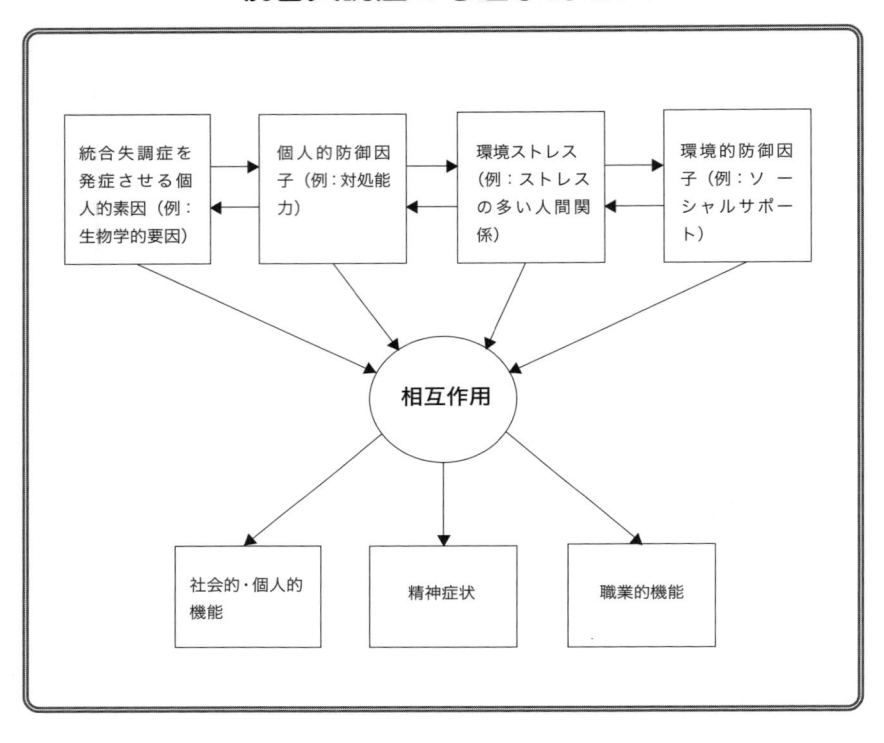

```
統合失調症を       個人的防御因子      環境ストレス       環境的防御因子
発症させる個  →   (例：対処能    →   (例：ストレス  →   (例：ソー
人的素因（例：     力）              の多い人間関       シャルサポー
生物学的要因）                       係）              ト）
         ↓          ↓              ↓              ↓
                     相互作用
         ↓          ↓              ↓
   社会的・個人的   精神症状        職業的機能
   機能
```

〈モジュール1　配布資料5〉

私の個人的目標

　このシートは自分の目標を記録するためにご使用ください。つまり，このプログラムに参加することで何を得たいかということです。あなたがもっとよく知りたいと思っていること，取り組んでみたいと思っていること，達成したいことについて考えてみてください。

〈モジュール1　ワークシート2〉

モジュール2　自分と「統合失調症」についての個別分析

モジュールの概要

- 導入
- 自分について
- 自分史：これまでの私の人生
- 統合失調症の病期
- 私の前駆症状：見極めと対応
- 私の急性期
- 私の寛解／回復期
- 私にとって再発可能性のある時期
- 再発サインへの対応
- 統合失調症と共に生きる：その影響を減らしながら

セッションの計画例

導入　　　　　　　　　　（10分）	急性期についてのディスカッションと例　　　　　　　　（25分）
私はどんな人？のエクササイズ　　　　　　　　　　　　（35分）	急性期を見極める：症状と対応　　　　　　　　　　　　（20分）
個人的な変化についてのディスカッション　　　　　　　（15分）	寛解／回復期　ディスカッション　　　　　　　　　　　（25分）
自分史エクササイズの紹介と例　　　　　　　　　　　　（30分）	寛解／回復期　エクササイズ（20分）
導入　　　　　　　　　　（10分）	再発の時期　ディスカッション　　　　　　　　　　　　（15分）
自分史エクササイズ　　　（1時間）	再発の時期　早期注意サインを見極める　　　　　　　　（20分）
フィードバックとグループ討議　　　　　　　　　　　　（20分）	援助を求めることの長所・短所分析　　　　　　　　　　（30分）
統合失調症の病期：説明　（15分）	アクションプランの準備　（25分）
自分史に病期を記す　　　（15分）	統合失調症と共に生きる：その影響を概観する　　　　　（45分）
前駆症状の紹介　　　　　（15分）	将来の計画をたてるエクササイズ　　　　　　　　　　　（45分）
前駆症状を見極めるエクササイズ　　　　　　　　　　　（15分）	
前駆症状のサインへの対応：例とエクササイズ　　　　　（30分）	

導　入

　「病気」をもってしてその人を語ったことにはならないということを表すために，「統合失調症者」あるいは「患者」といった言葉よりも「統合失調症と診断された人」という用語をあえて使う。このモジュールは，障害や障害によってもたらされる結果だけに焦点を当てるよりもむしろ，メンタルヘルス問題が人生にどのように影響を与えているのか，そして，将来への影響を減らすにはどのようにしたらよいのかを見つけるために，人生を振り返ってみることを目的としている。大切なのは，メンタルヘルス問題だけでなく，その人に焦点を当てること，そして，統合失調症という診断を受けたにもかかわらず，人生はその後も続いてゆくということに重点を置くことである。実際のところ，いったん問題が見極められ，解決法が見つかれば，人生・生活が改善される可能性があるのである。

自分について

　このエクササイズは，本人のパーソナリティ，好き嫌い，強みと弱みを探り，現在と過去のその人についてのプロフィールを作成するための簡単な方法である。メンタルヘルス問題が生じる以前には，その人は「普通」の成功した人生を歩んでいたかもしれない。大学に行ったり，仕事や家族を持っていたりしたかもしれないのである。このようなことは自明のことに思われるかもしれないが，精神保健の専門家がその人に最初に出会うのは，しばしば彼らが急性期で症状の激しいエピソードにあるときや，精神病院の中であるため，以前普通の人生を歩んでいたということは簡単に忘れられてしまうのである。
　ファシリテーターは配布資料1「私はどんな人？（例）」を差し出す。この例を読み上げながら説明する中で，様々な特徴や好き嫌いなどが，われわれがどんな人であるかを定義するのに役立つことを指摘する。クライエントは，適宜ファシリテーターから必要な援助を受けながら，ワークシート1「私はどんな人？」をできるだけうめていくように促される。そして，メンバーは，

順番に「自分自身」について発表していく。

グループディスカッションは、次の5項目をカバーできるように促すとよい。

1　精神健康上の問題があろうとなかろうと、人は時間と共に変化すること
2　精神健康上の問題があろうとなかろうと同じまま変わらない特徴があること
3　統合失調症は人の人生にいくらかの影響を与えるが、影響を与える物事はそれ以外にもあること
4　以前あった喜びや充実の源が、そのまま続けて喜びや充実の源であり続けてもよいこと
5　何事も全く同じ状態にとどまりはしないので、自分自身や自分のライフスタイルを将来的に変えていくことには価値があること

こうしたディスカッションの間に、折にふれて自己効力感や自尊感情を補強していくのである。

自分史：これまでの私の人生

自分史を作成することは、いくつかの理由で役に立つ。まずはじめに、その人の個人的な歴史を振り返る簡潔で簡単な方法と言える。2つ目に、重要な出来事を際立たせ、いかに環境が人の一生に影響を与えるかを示すのに有用である。加えて、「後から考えてみること」が出来事やその重要度の理解を深めるのにいかに役立つかを示すことができる。自分史を作ると、そのときは破壊的に見えても、「長い目」でながめるとうまく対処できるように見える小さな危機があることを理解するようになる。その人が不運な生活環境に何とか対処したときのことを際立たせることで自己効力感を高めることもできる。最後に、作成した自分史は、後のエクササイズの中で、例えば精神病性エピソードが出現する初期のサインを明らかにしたり、病気と寛解の位相を分かりやすく描いたりするのに使うことができる。

自分史のエクササイズは、1時間程度の時間を要する。参加者は必要に応

じてファシリテーターの助けを借りながら，個々に作業を行っていく。

自分史の例は，配布資料2「自分史（例）」に示している。これは，自分史をどのような手順で作成していったらよいかを表すための資料として配っても良いし，同じ内容をフリップチャートに書き出しておいてもよいだろう。

自分史は以下のように作成される。まず，各々の人にワークシート2「自分史」を渡す。昔を振り返り，小さい頃の記憶やその後の重要な出来事を時系列に沿って書き出していくように言う。同じころに起きた出来事は一緒に並べ，時間的に離れた出来事は間隔をあけて記入するように教示する。

それぞれの出来事の横に，その出来事が起きたおおよその年を書くように伝える。また，誕生（きょうだいや自分の子ども等々），結婚，死，転居などの出来事も記載し，仕事，学校，離婚や，特別な旅行や休暇など，そのほかの重要で独特な出来事についても記載していく。

例えば飲酒問題や薬物乱用，身体的な病気などの特定の出来事が生じた時期については，違う色を使って自分史に書き加えるように参加者に伝える。最後に，3番目の色を使って，入院や精神保健の専門家と連絡をとったときなどを含む，精神健康上の問題のあった時期を記すように言う。

自分史を完成させた後，参加者はグループにフィードバックを行う。フィードバックには，自分史を振り返ることでどんなことを学んだか，どんなところが意外で，興味を持ったところはどこか，ということを含めるとよいだろう。

統合失調症の病期

自分史のエクササイズに続いて，2つの重要な概念を紹介する。それは，前駆症状，つまり，精神病性エピソードに先立つ体験と，精神病性障害の病期の特徴である。

以下の説明をする際には，配布資料3「統合失調症の病期」を一緒に見てもらうとよい。

統合失調症による体験とその経過は一定したものではない。それらは，ときとともに変化する。人によってそれぞれ体験は違うものの，統合失調症と診断された人々の中には一般的によく認められるパターンがある。人々が妄

想や幻覚といった「精神病的な」症状を体験する以前に，しばしば，「前駆期」が認められる。

　前駆症状は，仕事や学業，社会生活，対人関係の能力，個人の生活状態などの領域において徐々に機能が減退するといった特徴によって示されることが多い。この時期は1〜2週間から数カ月続くことがある。

　こうした時期に続いて，「急性期」もしくは精神病的なエピソードが出現する。この時期は，妄想や幻覚といった陽性症状によって特徴づけられる。臨床家はときにこのステージにある人々のことを「派手な」症状があると描写することがある。こうした症状は通常，抗精神病薬によって治療される。このステージは数週間あるいは数カ月で過ぎ去るようであり，その後に回復の時期が続く。回復期には，精神病的な症状がおおむね減退し，中には完全に消失するケースもある。

　症状が完全になくなっているか，あるいは軽度の症状がいくつか残っている時期は「寛解期」と呼ばれる。正しい薬物療法や心理社会的治療を受けることによって，何年もの間，寛解期にとどまることができる人もいる。さらなる「急性期」のエピソードを体験する人もいるが，たいてい，精神病的なエピソードが起こるかもしれないという再発の前兆サイン，つまり「早期注意サイン」が前もって認められる。

　意欲の減退や感情鈍麻といった陰性症状は，症状の重さが変動しやすく，個人差も大きいものである。

　こうした説明に続いて，グループのメンバーは，自分史に自分たちの前駆症状の始まりとおぼしき時期，最初の急性期のエピソードの始まりと終わり，寛解の時期，再発の前駆症状とさらなる急性期のエピソードの時期をプロットするように促される。医療上の記録を調べたり，もし可能であれば親類や介護者などから情報を得ることによって，こうしたエピソードを記入していく作業を手助けしていく。

私の前駆症状：見極めと対応

　顕著な陽性症状が出現する前の経験がどのようなものであったかを見極めたり思い出したりすることは，難しい場合が多い。前駆期によく認められる

問題や体験の種類についての議論を促すこと。それらはワークシート3「前駆期サインの見極め」の中にリストアップされている。明らかな症状が出現する数週間前，数カ月前に自身で気づいた変化はどのようなものであっても描写するようにグループのメンバーを促すこと。前駆症状から活発な症状への変わり目ははっきりしないことが多いものの，例えば，普通ではない信念が徐々に強まって行って問題となったというように，重なり合う時期が認められるかもしれない。

　ワークシート3「前駆期サインの見極め」を配布すること。これは，精神的健康が損なわれ始めたころを見極めるのを手助けするために使われる。クライエントは，自分たちが経験したと思う全てのサインにチェックをするべきである。いくつかのサインが確認されたら，ディスカッションを通してさらに内容をあきらかにしていくよう促す。例えば「とらわれ」というサインが確認されたら，このことについての詳細を探っていくことができる。

　次に，前駆期サインに対するそのときのクライエントの対応について調べること。例えば，医者やカウンセラーやその他の専門家のところに行くなど積極的に援助を求める行動があったかもしれない。あるいは，親類や友人，同僚などの他人に相談したとか，もしくは，自分一人で問題を抱え込んだといった対応だったかもしれない。リラックスする，ライフスタイルを変えるなど，自助努力やその他の対応についても聞き出すとよい。クライエントは，自分は何も対応しなかったと言うかもしれない。しかしながら，実際の反応を注意深く検討してみると役立つ。というのも，ベッドの中にいる，「努めて普段通りに振る舞う」といった消極的な対応を見極めることができるかもしれないからだ。また，その他の人々の態度や行動といったものも対応として挙げることができる。配布資料4「前駆期サインへの反応（例）」は，よくある対応の例を提示しているので，こうした見極めプロセスを手助けするのに役立つだろう。クライエントはこのエクササイズを通して集められた重要な情報を記録しておくために，適宜助けをかりながらワークシート4「前駆期サインへの反応」を完成するよう促される。

　クライエントがグループにフィードバックをするよう促すとよいだろう。このセッションで何を学んだかということについて，グループディスカッションを促進すること。

私の急性期

クライエントが精神病症状の出現を思い出す能力には大きなばらつきがある。それは，病気の重症度や慢性度だけでなく，「病識」と関係している可能性がある。医療上の記録や家族からの情報は，クライエントが急性期の症状や行動，その影響を自分の中で再構成するのに役に立つ。しかしながら，本人にとって最も意味のあるのは，たいていその人自身の体験である。

精神病症状は突然現れることもあれば，徐々に現れることもある。例えば，疑い深さが妄想になるように，前駆期に体験されたサインの発展は急性期とも部分的に重なり合うかもしれない。それゆえに，活発な精神病症状の正確な始まりを特定することがいつもできるわけではない。

急性期についての情報は，「前駆期の後に続いて，どんなことが起こりましたか？」「いつから声が聞こえ始めましたか？」「時間が経つ中で，それらの強さや頻度，影響が変わりましたか？」「あなたの考えや信念が問題となり始めたのはいつですか？」といった簡単な質問によって引き出すことができる。

急性期によく体験される症状のタイプと代表的な反応について提示するため，配布資料5「私の急性期（例）」を使ってディスカッションを進めること。クライエントはワークシート5「私の急性期」を用いて，自分の急性期の主な症状とそれぞれに対する反応を一緒に記録するよう促される。反応の記録は行動や感情などできるだけ具体的になされるとよい。急性期のおおまかな期間も記録するべきである。妄想や幻覚などの陽性症状については，モジュール3でもっとしっかりと扱う予定である。

私の寛解／回復期

幻覚や妄想を経験する急性期のエピソードに続いて，そうした症状が減退する時期がくる。この時期は，通常，薬物療法の助けによってやってくる。症状が完全に消失する場合もあれば，頻度や持続時間や強さがより少ないかたちで残遺性の陽性症状が持続する場合もある。感情鈍麻や意欲の喪失といった陰性症状が続くこともある。例えば仕事や社交の能力に関するものな

ど，彼らが以前持っていたのと同じように機能する能力が低下することもしばしばある。これは，病気の経過と，関連する社会的な反応の両面から直接的な結果として生じることがある。

　このプログラムに取り掛かる大部分の人は，寛解／回復期にあると思われる。個々人の回復のステージはその人に特有のものである。以前の機能レベルに対してクライエントが現在どの位置にいるのかを評価するために，ワークシート6「私の回復期」を利用する。ワークシートには，問題となりそうなことについてのリストが示されており，項目は適宜変更可能である。例えば，特定の陽性症状，陰性症状，そして仕事や社交の能力に関する一般的な問題などが含まれるかもしれない。クライエントは，0パーセント（これまでで最悪の状態）から100パーセント（完全に回復した）までの線上で，自分の現在の位置をマークする。これはクライエントが自分で良くなったと感じている領域と，さらなる介入を必要とする領域を明らかにする簡単な方法である。

私にとって再発可能性のある時期

　一般的によく見られるパターンはあるものの，精神病的な体験の経過や結果は多種多様である。一度の急性エピソードの後に完全に回復する人もいれば，寛解期を隔ててさらなる急性のエピソードを繰り返し体験する人もいる。そして，時期によって症状は変化するものの，いつまでも影響が残る人もいる。

　それゆえに，再発は，必ず起こるものとしてよりは，起こる可能性のあるものとして提示されるべきである。再発のサインを認識することで早期介入できる可能性が出てくるため，再発や再入院を防止することができるかもしれないのである。入院が必要となる場合でも，早期介入の場合は，当事者と協力して前もって入院の計画を立てておけるということを意味する。これは，しばしば本人が華々しい精神病状態にあるときに精神保健法によって強制的に隔離収容され，ダメージを受けるのを防ぐため行うのである。一般に，再発の初期サインの性質やタイミングは個人内である程度一貫している (Herz and Melville, 1980)。それゆえに，その人の前駆期サインを詳細に知

ることで，それを今後起こるかもしれない再発の早期注意サインとして使うことができる。

　急性期のエピソードを2回以上経験したことのある人は，ワークシート3「前駆期サインの見極め」とワークシート4「前駆期サインへの反応」を各エピソード毎に記入し，それぞれの急性期エピソードの前にみられた早期サインを比較してみるとよいだろう。症状の性質や，サインを見極めてから実際に再発するまでの時間の経過，対応もしくは取った行動などの類似点と相違点に注意するとよい。対処方法が改善している場合には，それをあきらかにして当事者の自己効力感を強化すること。将来急性期のエピソードが出現した場合の行動や対応についても議論するとよいだろう。

　再発を経験していない人は，前駆期を振り返ることで再発の可能性の指標となるサインについて吟味することができる。

　最も分かりやすい早期の注意サインは本人あるいは他人に明白なものである。これは，大部分の時間をベッドの中で過ごすといったような，明らかな行動上のサインであることが多い。

再発サインへの対応

　再発の早期注意サインに対してクライエントがどのように対応するかは，しばしば以前精神保健サービスを受けたときの経験に強く影響される。クライエントは，適切な援助を得るのに苦労したかもしれないし，誤診されたり，意思に反して入院させられたりしたかもしれない。それゆえに，人々がその後精神保健の専門家の援助を求めようとしないことはめずらしいことではない。しかしながら，援助を求めることについての長所・短所分析をすることによって，援助を求めることを促すことができる。この分析によって，専門家に状況を伝えて相談することにまつわる懸念を明らかにし，援助を求める場合と求めない場合でそれぞれ起こる可能性の高い結果を描き出すことができる。懸念を減らすために行動を起こせそうなポイントを強調することも可能となる。

　配布資料6「専門家の援助を求めることについての長所・短所分析」に，援助を求める行動についての長所・短所分析の例が示されている。長所・短

所分析をグループエクササイズとして行う場合は，フリップチャートに描きだし，将来再発の可能性がある場合に自分だったらどのような行動をとるかをグループで考えてもらう。行動や解決策には良い結果も悪い結果も両方ありえること，そして，長期的な結果と短期的な結果があることを説明する。良い決定をするためには，こうした結果を秤にかけて検討し，判断を下す必要がある。短期的なメリットからはじめて長期的なメリットへと進んでいき，次に短期的なデメリット，最後に長期的なデメリットを記入して，図表の4つの領域を完成させる。続けて，専門家の援助を求めることが好ましい選択かどうかをグループで決めてもらう。意見が述べられる中で，懸念については取り扱うこと。例えば，一般開業医（general practitioner）に通うことについての懸念が述べられたとしたら，例えば以前受診したときのことをもとにして，それが正しい認識かどうか議論すること。問題になりそうなことがある場合には，「問題解決」しておくことができる。例えば，一般開業医を代えることが役に立つだろうかとか，友人と一緒に行くことが助けになるだろうかということを話し合っておくのである。なかなか信じてもらえないとか，深刻に受け取ってもらえないといった困難さは，正式な診断がなされた現在ではずっと少ないであろうことは強調するに値する。地域精神科看護師，ソーシャルワーカー，心理士などの精神保健の専門家とよい関係を築くことにより，例えば，急性のエピソードに先立ってよりよい選択肢について話し合うことができ，再発したときの結果をより好ましいものにするチャンスを増すのである。

　長所・短所分析のエクササイズは，援助を求めることはポジティブな選択であることを指し示すだろう。これを確かなものとするために，どのように援助を求めたらよいのかを詳細に記した個人のアクションプランを作成するべきである。これは分かりやすく，シンプルで，適宜，名前や電話番号などそれぞれのクライエントが必要とする情報を含んでいるべきである。クライエントがワークシート7「早期注意サインへのアクションプラン」を仕上げるように手助けすること。それぞれのクライエントが「誰に連絡したらよいか（例：医師，ソーシャル・ワーカー，心理士，その他の援助職など）」，「状況に応じてどのように連絡をとるべきか（例：電話をかける，予約を入れる）」について分かっているようにする。どの時点で何を報告するかを話し合い，

問題の重要性と再発の切迫性に応じて，どうなったら報告するのか決める。例えば，その人の以前の経過によっては，不眠が1日2日続くのは問題とならないが，1週間も続いたら重大なことになるのかもしれないのである。

統合失調症と共に生きる：その影響を減らしながら

　このモジュールの最後のセクションは，人々が改善したいと思っている生活の様々な側面について，その人が検討できるようにすることに重点を置く。それは，悪い習慣をやめたいということかもしれないし，例えば職業についてなど以前の人生の目標を修正し，ストレスになるような自分への要求を減らし，新しく達成可能な目標を定め，新たな挑戦課題を見つけることかもしれない。このモジュールの始めに仕上げた3つのワークシート（ワークシート1「私はどんな人？」，ワークシート2「自分史」，ワークシート6「私の回復期」）を使って，有益な情報を照らし合わせてみてもよいだろう。自分史を使って「良い時期」と「悪い時期」について調べてみると，その人が変えたいであろう領域を明らかにすることができる。それには，生活の質の向上のために改善したい領域だけでなく，不適応的な対処方略も含まれるかもしれない。同じように，「私はどんな人？」のエクササイズを振り返ることで，「私の回復期」ワークシートの検討から明らかになった現行の問題と併せて，将来的に改善したい領域を明らかにするのに役立てることができる。

　こうした情報をまとめることでワークシート8「将来の自分」を仕上げることができる。このワークシートは，統合失調症という診断と共に生きることからくる影響を減らすために，どのような変化をしたらよいのかを探る指針となる。これをグループエクササイズとして実施する場合は，1人ひとりが自分のアイディアを発表し，グループメンバーがお互いにアドバイスや提案をしあうよう促すとよいだろう。

私はどんな人？（例）

	過　去	未　来
私の性格／個性	傷つきやすい エネルギッシュな 独創的な 自立心の強い	静かな 思慮深い 聞き上手 独創的な 回復力のある
私の趣味／興味	サイクリング ランニング 天文学 仏教	読書 コンピュータ 化石収集 仏教 歌うこと
親しい人	母親 姉 学校の友達 恋人	きょうだい 友達（ジョー） 友達（リズ）
得意なこと	体育 数学 歌うこと	コンピュータ 物を作ること 歌うこと
仕　事	店員 郵便局	病院の売店
嫌いなもの	クモ もやし 議論	クモ 騒音 だらしないこと
好きなもの	ジョーク チョコレート 動物	ジョーク ローストビーフ 自分の時間 日帰り旅行
将来やってみたいこと		ギターを習う 聖歌隊に入る パートの仕事 海の近くに住む

〈モジュール2　配布資料1〉

私はどんな人？

	過　去	未　来
私の性格／個性		
私の趣味／興味		
親しい人		
得意なこと		
仕　事		
嫌いなもの		
好きなもの		
将来やってみたいこと		

〈モジュール2　ワークシート1〉

自分史（例）

```
                    誕生 ── 1971
                           1972
                           1973
                           1974
                           1975
                           1976
                           1977
                           1978
              両親の離婚 ── 1979
         学校でいじめられる ── 1980
                           1981 ── 児童精神科医を受診
                           1982
                           1983
                           1984
              母親の再婚 ── 1985    うつ病診断で3カ月間
              姉が家を出る ── 1986    外来で精神科医を受診
        家を出る，学校やめる ── 1987
    ペットショップで3カ月働く ── 1988 ── 自殺企図で精神病院に3週間入院
              恋人と出会う ── 1989
                           1990
              オフィスで働く ── 1991
              恋人と別れる ── 1992
                           1993
                           1994 ── 統合失調症の診断を受ける
                           1995    6週間入院
                           1996
                父親の死亡 ── 1997
                           1998
                           1999 ── デイセンター
                           2000
       短大の授業に出始める ── 2001
                           2002
                           2003
                    現在 ── 2004
```

〈モジュール2　配布資料2〉

自分史

〈モジュール2　ワークシート2〉

統合失調症の病期

前駆期	急性期	寛解／回復期	再発の前駆期
例： 社会との接点の減少 「気が狂う」恐怖 興味の喪失	妄想 幻覚 「陽性」症状	症状の減少または消失 いくらかの残遺症状	急性期が近づいている可能性を示す早期注意サイン

それぞれの症状は何週間も，何カ月間も続くことがある

〈モジュール2　配布資料3〉

前駆期サインの見極め

前駆期サイン	私にあてはまる？（✓）
自分が「気が狂う」のではないか，あるいは神経衰弱になるのではないかと思った	
物事への興味がなくなった	
より感情的になった	
集中できなくなった	
物事にとらわれるようになった	
周りから自分の存在が「浮いている」ように感じた	
何か悪いことが起こりそうだと思った	
圧倒されるように感じた	
自分のことにかまわなくなった（例えば，食事，外見）	
活力がなかった	
混乱したように感じた	
自分自身をコントロールできなくなっているように思えた	
退屈した	
新しい考えがたくさん浮かんだ	
決断できなくなった	
人は自分のことを分かってくれないと思った	
孤独に感じた	
悪い夢を見た	
１人になることを望んだ	
セックスに興味がなくなった	
おびえたように感じた	
とても活力があるように感じた	
性欲が増進した	
現実感がなくなった	
宗教的な考えにもっと興味を持つようになった	
興奮した	
眠れなくなった	
腹が立った	
攻撃的になった	
その他（書いてください）	

〈モジュール２　ワークシート３〉

前駆期サインへの反応（例）

自分の前駆期サイン	自分の反応
圧倒されるように感じた	うまく仕事ができなくなり，早退するようになり，遅刻も増えた
決断ができなくなった	どんなことが起こり得るかを考えるのにあまりにも長い時間を過ごしたため，実際に何かをすることが減った
セックスに興味がなくなった	パートナーは怒り，私にうんざりするようになった。私たちは口をきかなくなった
現実感がなくなった	うまく表現することができず，また，分かってもらえないだろうと思ったため，どのように感じているかを誰にも言わなかった
腹が立った	私は人々に対して大声で叫び，彼らにイライラさせられているように感じた

〈モジュール2　配布資料4〉

前駆期サインへの反応

自分の前駆期サイン	自分の反応

〈モジュール2　ワークシート4〉

私の急性期（例）

私の急性期 おおよその期間＝6週間	反　応
疑い深くなり，危害を加えられるのではないかと心配した	人を避けた
自分の考えが人に聞こえるのではないかと思った	人を避けた
電話に盗聴器が取り付けられていると考えた	電話をしなかった 電話の接続を切った
テレビのニュースが自分についてのことだと考えた	テレビをこわした。母親が医師に電話をした。私は入院になった
パニックっぽくなって，おびえた	薬を処方された

〈モジュール2　配布資料5〉

私の急性期

私の急性期 おおよその期間＝	反　応

〈モジュール2　ワークシート5〉

私の回復期

「病気」になる前と比べて，今の自分は回復という意味ではどこに位置するか，以下に並んでいる各項目の線上に印をつけてください。

● 「陽性」症状（具体的に：　　　　　　　），例えば幻聴

0%　　　25%　　　50%　　　75%　　　100%

● 「陰性」症状（具体的に：　　　　　　　），例えば無気力

0%　　　25%　　　50%　　　75%　　　100%

● 働く能力

0%　　　25%　　　50%　　　75%　　　100%

● 対人関係能力

0%　　　25%　　　50%　　　75%　　　100%

● 全般的な「生活状況」

0%　　　25%　　　50%　　　75%　　　100%

〈モジュール2　ワークシート6〉

専門家の援助を求めることについての長所・短所分析

	長　所	短　所
短期的	ほっとする おびえる感じが減る	私をよく思っていない一般開業医の予約をとらなくてはいけない 病院に行く羽目になるかもしれない
長期的	適切な援助を得る 早めに回復する！ より短い入院期間ですむ 自分自身の問題や対処法についてもっと学ぶ 自分の問題について話す相手を見つける 同じ体験をした人と出会う	「精神疾患」という偏見をもたれる

〈モジュール2　配布資料6〉

早期注意サインへのアクションプラン

連絡をとる人
_____
_____
_____
_____

連絡のとり方
_____
_____
_____
_____

いつ報告するか
_____
_____
_____
_____

何を報告するか
_____
_____
_____
_____

〈モジュール2　ワークシート7〉

将来の自分（2の1）

将来について考えて，来年の目標をはっきりさせるためにこのシートを完成させましょう

- 要求を減らす。
  ストレスの少ない生活をするにはどうしたらいいでしょうか？

  _____
  _____
  _____
  _____
  _____

- これまで楽しんでいたことや，またやれたらいいなと思うことをリストアップしてください。例えば，趣味や興味のあるものなど。

  _____
  _____
  _____
  _____
  _____

- 悪い習慣をやめる。
  どんなことを辞めたいですか？　例えば，飲酒や禁煙など。

  _____
  _____
  _____
  _____
  _____

〈モジュール2　ワークシート8〉

将来の自分（2の2）

- 方針を変える。例えば，仕事や人間関係。

　　_____
　　_____
　　_____
　　_____
　　_____

- 取り組むこと：何か目標を定める。例えば，エクササイズ，ダイエット，友情。

　　_____
　　_____
　　_____
　　_____
　　_____

- 新しい視野。例えば，目標，願望，野心など。

　　_____
　　_____
　　_____
　　_____
　　_____

〈モジュール2　ワークシート8〉

モジュール3　陽性症状の理解とマネジメント

「統合失調症」と診断された患者たちが一連の不合理な信念を持っているからといって，彼らが不合理な人間だということにはならない。

(Aaron Beck, 1994)

モジュールの概要

- 導入
- 陽性症状への介入レベル
- レベル1：陽性症状の見極め，アセスメント，モニタリング
- レベル2：苦痛の軽減，対処方略増強法と行動学的症状マネジメント
- レベル3：心理教育，心理学的モデル，懐疑的視点の導入
- レベル4：周辺からの検証作業
- レベル5：症状の修正
- レベル6：スキーマに焦点を当てた介入

セッションの計画例

以下にセッションを計画する際のガイドラインとして，介入の時間配分を提示する。

▶レベル1
幻聴を引き起こしている要因の見極めとモニタリング記録の作成 (20分)
PQ (Personal questionnaire：パーソナル質問票) の作成 (30分)
BAVQ (Beliefs About Voices Questionnaire：声に関する信念質問票) (15分)
記録用紙の作成 (15分)

▶レベル2
陽性症状への対処方略 (35分)
対処方略増強法のため行動分析 (35分)
対処方略増強法の事例 (20分)

▶レベル3
情報処理エラーとしての幻聴についての学習 (1時間)
さらなる対処方略とディスカッション (30分)

思考・感情・行動の関係のエクサ
　サイズ　　　　　　　　（30分）
私たちが間違える10通りの方法
　　　　　　　　　　　　（40分）
思考のエラー　　　　　　（20分）
▶レベル4
信念の検証エクササイズ　（45分）
判断の改善とディスカッション
　　　　　　　　　　　　（45分）
▶レベル5
客観的検証への導入　　　（20分）
事例を用いたエクササイズ（30分）

個別の補足的介入　　　　（45分）
行動実験の技法　　　　　（20分）
行動実験の事例　　　　　（20分）
個別の補足的介入　　　　（45分）
▶レベル6
個別の介入
偏見に関するエクササイズ（45分）
自分自身の信念に関するエクササ
　イズ　　　　　　　　　（45分）
必要に応じて，スキーマに焦点を
　当てた介入への導入

導　入

　統合失調症の診断は症状に基づいており，主として幻覚や妄想に分類される陽性症状の鑑別が行われる。精神医学はこれらの陽性症状を，通常の思考や感覚のプロセスとまったく異なる奇怪な現象として捉える見方をしがちである。陽性症状は「狂気」の本質であるように見られるのだ。このような前提があることで，統合失調症と診断された人々は，自分の症状を異常だ，怖い，または恥ずかしいと感じるだろうし，結果として，そんな症状について人には話したくないという気持ちに余計になるだろう。

　このモジュールのねらい：

1　妄想や幻覚についてよりよく理解できるようにする。苦痛を軽減するために，スティグマや，幻聴や幻覚に対しての謎めいた感じを取り除く
2　なぜ幻覚や妄想が起こるかについての心理学的な見解を紹介する
3　問題となる症状への対処方略を磨けるように支援する

陽性症状への介入レベル

　陽性症状に働きかけるとき，最も適切な介入のしかたは，その個人の目標と好む対処スタイルによって決まり，それは時間とともに変わっていくこともある。例えば，自分の症状を病理学的なもの，あるいは自分自身から切り離した別個のものとして見る方がいいと感じる人たちがいる。このようなタイプの人々はどんな方法であろうと自分の症状を検証することに対して強い抵抗感を抱きやすいので，その代わりに苦痛への対処や，薬物療法による症状の緩和が目標になるかもしれない。また，体験を自らの生活に「統合」し，理解を深めることによって，その体験をノーマライズしたいと感じる人もいるだろう。このような場合は，誤解や思考のエラーについて調べたり，妄想的な信念がいかにして形成されてきたのかを分析することが適切かもしれない。ときには，特定の妄想的信念がネガティブな感情だけでなく，ポジティブな感情を生み出していることもある。例えば，自分は特別だ，選ばれた者

だ，または，力を持っているといった感覚である。このような場合，妄想の修正が結果としてその人のQOLの向上をもたらすのか，それとも，その人のアイデンティティの強力な根源を，それが生活の妨げになっていないにもかかわらず奪ってしまうことになるのかをしっかり見極めることが必要である。重要なのは，ある妄想的信念の解体がネガティブな結果を起こしそうにないことを確認することである。また，そのような介入が適切かどうかの判断を下す前に，特定の信念を廃することで起こりうる結果をよく探ることが重要である。

よい協働関係，治療関係は，最も生産的な介入のしかたを判断するための鍵となる。介入の各レベルを以下に要約する：

1　陽性症状の見極め，アセスメント，モニタリング
2　苦痛の軽減，対処方略増強法と症状の行動学的マネジメント
3　心理教育，心理学的モデル，懐疑的視点の導入
4　周辺的な検証のエクササイズ：「もし～なら？」仮説的な反駁
5　症状の修正，吟味，疑問の投げかけ，代替説明
6　スキーマに焦点を当てた介入

どの介入レベルから陽性症状を扱い始めるかは，そのクライエントの個人的な知識や理解，準備性（レディネス）による。

レベル1：陽性症状の見極め，アセスメント，モニタリング

陽性症状のアセスメントは，3つの規準を満たすことが理想的である：個人にあったものであること，複雑なものよりは簡単なものであること，アセスメントすること自体が目的ではなく，あくまで目的のための手段であること。陽性症状の正式なアセスメント尺度は「パートⅡ：アセスメント」で概説した。アセスメントは，介入として使うこともできる。というのも，その人の症状に関する知識や認識を深め，症状の誘因や時間による変動を示し，直接的な介入が可能そうな部分を明らかにするからである。

幻聴を引き起こす要因の見極め

　持続的な幻聴に対する対処メカニズムについての研究の中で分かったことは,「その患者が環境的な誘因に気づいているときには特に」限られた数の方略を一貫して用いると最も成果が上がりやすいということである(Falloon & Talbot, 1981)。

　幻覚体験の記録をつけることで誘因を明らかにしやすくなること，また，そうすることで，幻覚体験を減少させたり，対処したりするための方法を見つけやすくなることをメンバーに説明しよう(Slade, 1971)。一般的に2つのタイプの要因が幻覚の誘因となっていることが多い。1つは，緊張，悲しみ，集中困難，怒りといった気分状態である。もう1つは，騒音レベル，人数，活動レベルといった環境的な要因である。誘因を見つけやすくなるように，クライエントが自分なりのモニタリング記録法を考案するのをサポートしよう。そのような記録形式の中に何を記載するかはクライエントと協働して決めるべきである。よくある環境的誘因と気分的誘因については配布資料1「よくある環境的誘因と気分的誘因」に，また，幻覚のモニタリング記録のサンプルがワークシート1「幻覚モニタリング記録」に示されている。クライエントには，2週間の間，朝，昼，夕方の毎日3回は記録するよう勧めるとよいだろう。そうすると，環境的変数と気分的変数を比較して，幻覚が「現れたとき」と「現れなかったとき」の違いを探ることができるようになる。何らかの明らかな相違から，誘因と思えるものが見えてくるだろう。

　個人的な記録を分析すると，介入の可能性が見えてきやすい。例えば，緊張が強いときや不安なとき，誰もいないときに声が聞こえやすいのなら，不安を軽減する技法の学習や対人交流を求めることを取り入れたコーピング方略を行うことになるだろう。

PQを用いた症状のモニタリング

　PQ（パーソナル質問票　Personal Questionnaire）は，症状のもつ特定の特徴について評価し，モニタリングすることを可能にする。PQは主に妄想に対して用いられてきたが，アレンジすれば多くの精神症状についても有用な情報を収集することができる。PQは，その人に関係があると思われるど

のような特徴を使って構成してもよい。このようにして，その人に特別に合わせた質問紙を作成することが可能になり，さらに，同じ人物の他の症状をモニタリングするために，また別の質問紙を作成することも可能である。質問紙は，その人が特に観察したい変化をモニタリングするのに適切な頻度で記録することができる。それは毎日かもしれないし，毎週，毎月，あるいは特定の介入の前後かもしれない。以下に挙げる妄想の測定可能な特質のいくつかは，PQを構成する際に使えるだろう。

- 確信度：その妄想をどのくらい確信しているかの程度
- 重要性：その妄想は本人にとってどのくらい重要なものであるか
- 没頭状態（とらわれ）：その妄想の浸透具合。例えば，日々の時間のうち何%をその妄想的な考えに思いをめぐらす時間として費やしているか
- 苦痛：関連するネガティブな感情。例えば，不安や怒り
- 対処：妄想的な信念とその結果に対して，自分がどのくらいうまく処理していると感じているか
- 客観性：他人が自分の妄想をどのように見ると認識しているか
- 活動：妄想につながりやすい特定の行動がないか。例えば，確認，回避

その特質は，例えば百分率や簡単なリッカート尺度を用いるなどして，もっとも適切な方法で測定することができる。PQの例を，配布資料2「パーソナル質問票（例1）」と配布資料3「パーソナル質問票（例2）」に示す。

パーソナル質問票の作成は個別的に行うべきである。パーソナル質問票を使用することの利点をクライエントに説明し，一緒にクライエントのニーズに合わせながら質問紙を作成する。特に，その症状の性質や内容，頻度を考慮するようにする。

幻聴の詳細なアセスメント

認知的介入の適応であれば，「声に関する信念質問票（Beliefs About Voices Questionnaire: BAVQ）」（Chadwick & Birchwood, 1995）を用いて，その人の幻聴の理解や反応に関する詳しいアセスメントにとりかかることができる。この自記式評価票では，例えば「声は私を助けたがっている」といっ

た「善意」だけでなく,「声は私がやったことについて私を罰している」といった「声の悪意」も評価する。また,その人が声に聞き入ったり声の機嫌を伺っているかどうかといった関与の仕方や,声に消えるよう言っているかどうかといった抵抗度をも測定する。この質問票を用いた研究結果から,驚くことではないが,悪意と受けとれる声に対しては抵抗するのに対し,好意と受けとれる声に対しては機嫌をとることが分かっている。この尺度は認知療法やその他の介入を行う領域を特定する上で役に立ち,また,この尺度によって,患者が変えたくないと思っている幻覚を把握することもできる。

記録用紙は特定の症状についての情報を収集したり,モニタリングしたりする上で非常に有用である。ワークシート2「症状モニタリング記録用紙」に示されるような簡単な日記でも,症状の変動,パターン,対処能力,誘因,症状の影響を探る上で役に立つ。

レベル2:苦痛の軽減,対処方略増強法と行動学的症状マネジメント

統合失調症の症状に人々がどのように対処しているかを調べたある研究の結果,様々な方法が見出され,それらは,「行動変容」,「対人接触の利用」,「認知的コントロール」,「薬物療法」,「他者からは病気の症状のように見られがちな行動」に分類された(Carr, 1988)。他の慢性疾患への順応と同様に,統合失調症と診断された人々の多くが症状の影響を軽減する方法を見つけるのである。

統合失調症と診断された人々のグループワークは,どう対処するかについて新たなアイデアを生み出したり,経験を共有したりする際にとりわけ生産的である。各人が現在あるいは過去に行ってきた対処方略を探求するセッションでは,やってみて症状のマネジメントに役立った方法や技法を一同に集めることができる。これにより,参加者は自己効力感を高め,自分の症状のマネジメントに自分で取り組み,創造性を発揮して対処しようという気持ちを強める。

どのように陽性症状に対処しているかグループメンバーに尋ねて,ブレインストーミングの練習を促そう。これによって,配布資料4「陽性症状への対

処法」にリストアップされているような，妄想や幻覚に対するいくつもの異なる新たな対処法を見出せるだろう。作成した対処法の一覧表をコピーしてグループの資料にしてもよい。いったん，一覧表ができあがったら，ファシリテーターはこれらの対処グ方略について，配布資料5「対処方略の種類」に示されているようなカテゴリーに分類するディスカッションへと導いていくとよいだろう。

　この手続きによって，症状の対処に役立つ技法は幅広く存在するということを示すことができる。

　飲酒や大声を出すといったような，不適切あるいは問題となる対処方略が引き出されてしまうかもしれない。そういった行動の適切性，有用性，および潜在的問題について，その方略の短期的・長期的コストと利益を調べることによって議論するべきである。特に，それと同じ対処法カテゴリーの中に問題のない代わりの技法があるようなら，代替案を検討することができるだろう。例えば，声に対して叫ぶという対処をとっていたために対人関係に深刻な障害をきたしているクライエントは，歌うという方法なら他人から疎まれることなく，声からの苦痛を同じぐらい軽減できるということに気づいた。

　対処方略増強法は，精神症状や本人の対処方略についての行動分析を含むが，その分析により，どの特定の対処法のトレーニングや練習が有用なのかがわかる (Tarrier, 1992)。クライエントが経験上役に立つと分かっている方略や，試してみたいと思う方略がどれなのかが分かったら，それについてもっと詳しく吟味していくことができる。それぞれの方略の効果について，(a) どのぐらい効果的か（例えば，ほとんど効果がない，中くらいに効果的，非常に効果的)，(b) どのくらい一貫してその方略を使っているか，使わないのはどんなときか，(c) もし成功率が変動的なら，この変動が生じるのはどんな状況か，といった点に関する情報を得るため，話し合うことができる。ファシリテーターは各々のグループメンバーとのディスカッションを誘導し，その人にとって最も効果的な可能性の高い「トップ○○（数字を入れる）」の方略を引き出し，決定したりすることができる。次のステップは，その方略を一貫的かつ系統的に使用することによって，その人がその方略を用いたときの成功率を最大限に上げる試みである。そのために，以下に示す内容についての同意が必要となる。

- いつ，どこで，どんなふうにその方略を用いるかの正確な詳細
- その方略の使用を妨げる障害がないか話し合い，解決策（例えば，補足的対処方略など）についての合意を得る
- 適切であれば，ファシリテーターと一緒にその方略を練習する
- 適切であれば，イメージを用いてその方略を練習する
- 次のセッションまでの間，その方略の練習をし，モニタリング用紙に結果を記録する
- セッションのたびに，対処方略の実行と記録を振り返り，その方略の継続を強化し，問題があれば解決策をうみだすこと
- 必要であれば，その対処方略を修正するか，あるいは他の方略を選択し直してもよい

　このように明細化，構造化されたアプローチは，少々処方的に過ぎるように見えるかもしれない。しかしながら，簡単で一般的なアドバイスを与えてそれで事足りるということはまずない。他の心理学的介入と同様，成功率を最大限にするためには，一貫的かつ系統的な使用が極めて重要なのである。ファシリテーターは，対処方略増強法を用いた事例を提示し，実際場面の中でそのやり方がどんなふうに役立つかを伝えるとよい。

対処方略増強法：事例

事　例
サラは24歳の女性で，彼女には非難したり批判したりする性質の比較的持続的な幻聴があった。彼女が選んだ対処方略は，直接的行動の1つで，声に消えるように言う方法であった。 - 効果チェックリスト 　(a) 方略はどのくらい効果的か？　中くらい 　(b) 方略はどの程度一貫して使えるか？　50〜60％ - 使わないときの理由 　周りに人がいるときは，あまり使わない。パソコン教室など，他の何かに集中しなければならないときは使わない。 - 最も成功率が高いのはどんなときか？　1人で穏やかに感じるとき，

私は強いんだと感じるとき
　　最も成功率が低いのはどんなときか？　疲れているとき，憂うつなとき
● 詳細についての取り決め
　(a) いつ方略を用いるか：声を聞いたときはいつでも。通常は1日に4，5回。
　(b) どのように方略を用いるか：くり返し同じことを言うのがベスト。特に穏やかな声で静かに言うとよい。
　サラは「心が落ち着くマントラ」が役に立つのではないかと思いつき，フレーズを考え，それを繰り返し声に出して唱えることで，声に消えてもらうようにした。
● 妨げとなるもの
　(a) 1人になる必要性が生じること。
　　　可能な解決策：適切な場合は1人になれる方策を積極的に探す。例えば，テレビラウンジにいるときなら，一時的にその場を離れる口実を見つける。
　(b) 疲れているときや不安なときは対処方略を使うのが難しい。
　　　可能な解決策：自分のリラクセーション・テープを使うか，とりあえず対処技法をやるだけやってみること。もしかするとそれで少しは落ち着くかもしれない。
● 方略の練習
　　　個人セッション内でファシリテーターと一緒に行う。
● 記録表（抜粋）

日	時　間	場　所	方略の使用 （✓または×）	成功率 1〜10
月曜日	午前 11：15	1人で散歩中	✓	5
	午後 12：30	ダイニングルーム	×	1
	午後　7：30	テレビラウンジ	✓	6

　対処方略を修正しながら，6週間経過後には，効果的なレベルで使用できるようになった。その後サラは，「心が落ち着くマントラ」を，声に出すかわりに「頭の中で」効果的に唱えるやり方に改善した。その結果，この方略を使える場面の幅が一段と広がったのだった。

レベル3：心理教育，心理学的モデル，懐疑的視点の導入

レベル3の介入では，クライエントが信念，思考，妄想，幻覚に対する別の見方を吟味してみることを奨励する。症状への直接的な挑戦や修正は行わないが，彼らの信念や知覚について，確信するのではなく，むしろ疑いを持ってみるという視点を導入する。

情報処理エラーとしての幻覚

幻覚の原因を説明するものとしては，生化学的なバランスの乱れや神経解剖学的な異常といったようにいくつかの理論がある。しかしながら，幻覚の病因についての一致した見解はない。幻聴や幻覚の神経生理学的機序についてはほとんど解明されていないものの，その一説としてエラー説の紹介ができるだろう。私たちは皆，エラーを生じやすいものであり，このことを使って，知覚が必ずしも正確であるとは限らないということを示すとよいだろう。

ファシリテーターは，以下のような知覚的エラーに関する簡単な説明を行う。

情報は私たちの五感を通して入ってくる。すなわち，聴覚，視覚，触覚，嗅覚，味覚である。通常，人は自分の感覚を，ある純粋な機械的プロセスだと思い込んでいる。しかし実は，感覚というものは心理学的プロセスの影響を強く受けるものである。ちょうど，脳が単なるコンピュータとは違うように，目はカメラではないし，耳はラジオの受信機ではない。私たちの感覚は脳に情報を送るが，その情報は私たちの周りの世界を再現するために，神経活動の様式を経て，電気刺激を用いてコード化される。知覚というものは，刺激のパターンだけで決まるのではなく，入力されたデータの最もよい解釈を動的に探ったものである。知覚は，私たちの過去の知識や経験に強い影響を受ける。感覚が私たちに世界の姿を直接的に与えてくれるわけではない。感覚が与えてくれるのは，証拠と，何が存在しているかについてチェックをする機会である。

この考えは，クライエントに，「両義的な図」なる絵を見せることによって説明することができる。そういった図のよい例が，『目と脳，視覚の心理学

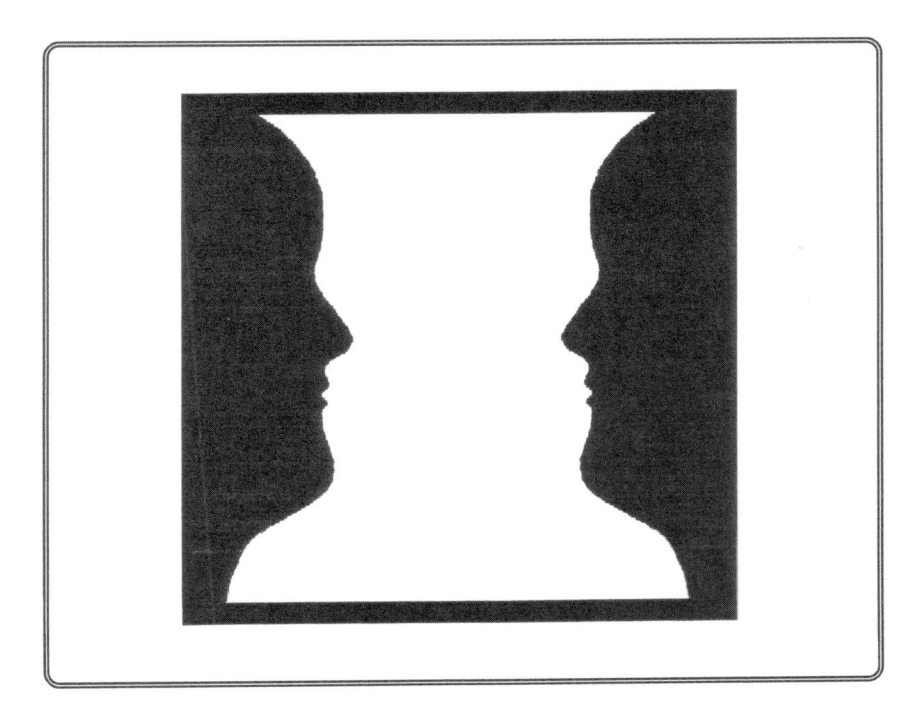

図2　前景／背景が両義的な図

(Eye and Brain, the psychology of Seeing)』(Gregory, 1979) に掲載されている。両義的な図は，図2に示すようにフリップチャートに描くことができる。グループメンバーに何に見えるか尋ねよう。2つの横顔に見える人もいれば，花瓶に見える人もいるだろう。これは，黒い部分の像を前景と見るか背景と見るかによるのだが，同じ模様の刺激がどのように目に伝わるかによって，異なった知覚が引き起こされることを例証している。物体の知覚とは，感覚上のインプット以上のものなのである。

　これは聴覚的情報についても同じことが言える。私たちはすべて自分の感覚を通して提供された情報の中から，特定のものに選択的に注意を向け，情報を整理しているということを説明しよう。人が沢山いるパーティー会場にいるときの例を挙げてみる。そこでは人が沢山いても，1つの会話から別の

会話へと注意の切り替えが可能なのだ。新たな会話が際立って聞こえるたびに，その会話が前景化し，他の会話は不明瞭な雑音に背景化する。

　これは一編の音楽を聴くときのことを例に挙げると，より詳しく説明できる。モーツァルトやベートーベン，バッハのように，同時に2つ以上のメロディーがある曲を選択するとよい。グループのメンバーに対して，1つの旋律に注意を向け，その後を追うよう求めよう。数分後，音楽を止め，再度同じ一編を聴いてもらう。今度はクライエントに別の旋律へ注意を向けてもらう。また音楽を止め，3度目を聴いてもらうが，そのとき，クライエントにはフルートまたはバイオリンだけといったように，ある1つの楽器の旋律を追うよう指示しよう。このエクササイズの体験を通して，グループディスカッションでは以下のポイントが取り上げられるように導く。

- 1つの旋律や楽器を追うのが他の人に比べて得意な人もいる。これは過去の経験によるものかもしれない
- 私たちは楽器ごとに旋律を追うことができるようになる
- 繰り返し同じ曲を聴いているにもかかわらず，新しい旋律が聞こえる
- 注意を向けられた旋律が前景，それ以外のすべてが背景になる
- 主旋律となりうる様々なメロディーや楽器は，注意を向けることで初めて明確に聞こえるようになる
- いったん，その音楽に対するある特定の聴き方を見つけると，耳をかたむけながら，その次のフレーズを予期しやすくなる

　上記のエクササイズは，知覚体験がいかに感覚的メッセージを整理・分類・解釈するやり方にが影響を受けているかを分かりやすく説明している。

　思考はいくつかの基本的な要素に影響を受ける。それは，感覚プロセス，知覚，注意，パターン認識，記憶，言語である。したがって，この情報を利用するために洗練された処理システムが必要となる。恐らくは，いくつかの独立して働く処理システムが存在し，それらは上位の「監督」プロセスによってモニターされている可能性がある。人間の情報処理が複雑な性質を持つことによる結果の1つとして，様々な気づき状態が生じ得る。例えば，本や劇に熱中したりしているとき，現実の周囲の環境に対する気づきは抑圧される。

同様に，私たちは「考え込んだり」，白昼夢に浸っていると，トランス様の状態に陥る。瞑想によって気づきの特別な集中状態を作り出すこともできる。気づきの変性状態の他の例としては，疲労や感情の高揚，ドラッグやアルコールに誘発された状態も含まれる。

幻聴，幻触，幻臭，幻視は，ひどく疲れているときや覚醒しているとき，ストレスがかかっているとき，睡眠や食事が不足しているときやドラッグの影響下で，しばしば起こる。人間がいかに多様な体験をし得るかということと，空想し，想像の中で経験をする能力を持っていることを考慮するなら，ときに私たちの心が「いたずら」をし，その結果として私たちが幻覚体験に惑わされてしまうことがあるのは理解可能なことである。

ある一連の出来事をすでに経験しているかのように感じるデジャビュ（既視感）や，実際には過去に何度も経験して慣れ親しんでいる出来事にもかかわらず，目の前の体験を目新しいもののように感じる「ジャメビュ」（未視感）のような心理状態を経験したことがないか，グループのメンバーに尋ねよう。こういった意識の変性状態はよくあることだと説明しよう。このような体験は，幻覚と同様，私たちの情報の「監督」処理システムにおける混乱から生じている可能性が高い。監督システムは過去の経験上の情報と，感覚システムにそのとき届く情報とをまとめる形で機能しなければならない。そのため，システムは新たに届いた情報を，記憶システムから供給された過去の情報と混同することもある。記憶やイメージに基づく知覚が，感覚システムに入力されている情報であると勘違いされるとき，そこで体験されるのは幻覚である。

この説明をしたあとに，適宜，さらに話し合ったり，説明を補足したりするのに十分な時間を確保しておくこと。また，もし適当であるならば，グループメンバーに自分の幻覚体験を語るよう促すとよい。

この問題についてより詳しく読みたい方は『Human Information Processing』（Lindsay & Norman, 1977）を参照されたい。

このような「情報処理エラーとしての幻覚の理解」に関連した対処方略を引き出せるよう，グループディスカッションを促進しよう。方略の中には，その人の疲労困憊度のチェック，あるいはその他の情報処理エラーの先行要因となりうるもののチェックが含まれるかもしれない。より活発なディス

カッションのため，配布資料6「追加版：幻覚への対処方略」を配布しよう。

思考のエラーと誤認，妄想

私たちの思考は常に，状況と，その状況への反応の間を媒介しているという概念について紹介しよう。このことは図3に示されているが，これは思考と気分，行動の関係を示す簡単なモデルである。次のエクササイズは，この関係を説明するのに役立つだろう。「思考」，「気分」，「行動」という3つの欄が書いてあるフリップチャートを見せ，以下のシナリオを提示しよう。

> あなたは1人で家に居ます。夜遅い時間で，眠っています。突然，1階から物音がして，あなたは目を覚ましました。何を考えますか？

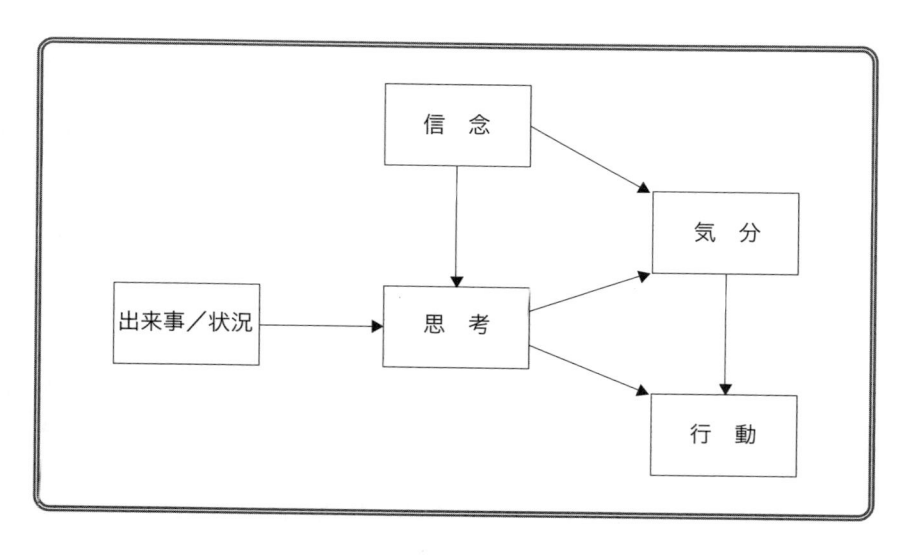

図3 思考，感情，行動の簡単な関係モデル

表1 思考, 気分, 行動のつながりを示す例

思　考	気　分	行　動
泥棒だ	怒り／恐怖	起きて調べる
ネコだ	イライラ	中に入れてやりに行く
暖房器具だ	軽いイライラ	寝返りを打って，また眠る
幽霊だ	恐怖	布団を頭からかぶる

　このシナリオに対するメンバーの答えを，フリップチャートの「思考」の欄に書いていこう。この段階では思考だけを引き出そう。次に，グループメンバー1人ずつに，その特定の思考を持つとどのように感じるかを尋ねよう。それをフリップチャートの「気分」の欄に書いていく。3番目に，その思考に基づいた反応として何をするかを尋ね，その答えを「行動」の欄に書いていこう。思考，気分，行動の繋がりを例証する，よくある回答の一例を表1に示す。

　これは，ある行動の仕方を決定づけるのは出来事そのものではなく，その状況をどう考えるか，どう解釈するかなのだということを具体的に説明するエクササイズである。思考や認知は，出来事とそれに対する私たちの反応との間に常に介在している。私たちの思考には，過去の経験や私たちの心の底にある信念が影響を及ぼしている。

　ファリシテーターは，以下のポイントを探りながらディスカッションを進めていこう。

　多くの人が，自分の思うことが正確であると考えている。同様に，多くの人が，自分の信念が真実であると思い込んでいる。しかし実際には，思考や信念はいろいろな歪み方をしていることがある。私たちはコンピュータのようなやり方で情報を処理しているわけではない。情報を収集したり，利用したりする方法は複雑であり，生理学的，化学的，生物学的，社会的，環境的，心理学的な状況に左右される。私たちの思考や信念は各々に固有なものであり，個人が現実を構成するやり方は，多かれ少なかれ不正確なのである。

　配布資料7「状況を悪くする10の方法」をコピーし，配布しよう。理解の

偏りや不正確さが起こりやすい10通りの方法の1つ1つについての話し合いを促そう。ファシリテーターはグループメンバーから挙がった例を書き出し，適宜，個人的な例も提供しよう。項目10「思考のエラー」は特に重要なので，配布資料8「よくある思考のエラー」にあるように，よくある8つの思考のエラーを詳細にとりあげよう。このエクササイズに続いて，認知的ミスが選択的に強化をされたものとしての妄想という考え方を紹介しよう。ここで選択的強化をしているのは，例えば迷信深い考え，判断バイアスなどである。このようにして，妄想的な信念を固定的な病理現象として捉えることよりも，むしろ私たちの信念の多くがそうであるかもしれないように，妄想的な信念も間違いによるものかもしれないという考え方を導入する。「妄想的な信念というものは，過大評価的な観念（over-valued ideas）や正常信念と決定的に異なるわけではない。しかし，大多数が同意する内容の連続線上の一方の極に位置している。」(Turkington et al, 1996)。このような信念は，私たちの信念の多くがそうであるように，反証があっても保持される。しかしながら，妄想をこのように捉えることによって，もしかすると反証を検証することができれば，妄想も変化させられるかもしれないことを示唆している。

つまり，ある状況の捉え方に正しいも間違いもないのだ。私たちの判断は，私たちの信念や意見に影響を与える。私たちの判断の正確性は多かれ少なかれ影響を受けやすい。

レベル4：周辺からの検証作業

この介入レベルでは，各個人自身の信念に直接挑むのではなく，事例を用いて信念に挑むための技法を教える。

信念の検証エクササイズ

このエクササイズでは，選択的注意，判断の誤り，思考のエラーといった要因が，どのように「妄想的な信念」を創り出し，強化するのかについて詳しく説明する。また，信念の正確さを検討するための基本的な技法を用いる機会も提供する。配布資料9「信念の検証例：ビル」に描かれている事例を提示しよう。この事例を読み終えたら，グループのメンバーに以下の質問を

しよう。

1 ビルの信念が正しいという可能性はどのくらいでしょうか？　あなたが最初にどう思っているかの評価を書きとめてください。
   0＝まったく正しくない，10＝間違いなく正しい
2 ビルはどんな根拠を用いてその結論に至ったのでしょうか？　フリップチャートに答えの一覧表を作りましょう。
   回答例）
   －ヒースロー空港で違法薬物が見つかった
   －薬物はジャマイカからのものだった
   －ジェイミーの父親はヒースローを拠点にしていた
   －ジェイミーの父親はジャマイカに飛行した
   －ジェイミーの父親は金持ちで，スポーツカーやプールつきの邸宅を持っている
   －サムは顔色が悪く，汗ばんでいるように見える
   －サムはジェイミーのところにいるか，寝室に1人でいることが多くなっている
   －サムは長袖のTシャツを着て，注射痕を隠そうとしているようである
   －サムはむっつりして不機嫌で，顔のニキビが目立つ
3 サムの行動には他にどのような説明があるでしょうか？　フリップチャートに答えの一覧表を作りましょう。
   回答例）
   －顔色が悪く汗ばんでいる：トライアスロンのための屋外トレーニングをしていたからかもしれない
   －自室ですごし，むっつりして不機嫌，顔のニキビ：これは10代に典型的な行動である
   －長袖のサッカーシャツ：多分お気に入りのシャツなのだろう。着るものを意識するようになって，もう母親の服の好みとは合わなくなってきたのではないか
   －ジェイミーと過ごす時間：プールを借りてトライアスロンの練習をしているのかもしれない

4 ビルが考慮していない反証にはどんなものがあるでしょうか？ フリップチャートに答えの一覧表を作りましょう。

回答例)

－サムは国のトライアスロン大会の選手に選ばれている：きっと，非常によいコンディションで持久力があるのだろうから，とてもヘロインを注射しているとは考えられない

－ジェイミーの父親が麻薬密売人で，100万ポンドの麻薬取引に関わっているなら，息子の学校友達にちょっかいを出すことはないだろう

－通常，飛行機のパイロットは麻薬の取引に関わらない

－学校からはサムが欠席しているとか，学業が不振であるとの情報はない

5 ビルはどんな思考のエラーや判断の誤りをおかしている可能性がありますか？ フリップチャートに答えの一覧表を作りましょう。

回答例)

－結論への飛躍，2＋2＝5の思考。ジェイミーの父親と麻薬密売人との間を直接繋ぐものは何もない。あるのは，彼がヒースロー空港に勤務しているというような漠然とした偶然の一致だけである

－選択的注意：ジェイミーの父親はジャマイカに飛行しているが，そもそもジャマイカは休日の行き先として人気がある。彼は他にも22箇所の目的地に向かって飛行機を飛ばしている

－反証を無視している（上記参照）

－別の説明の仕方を無視している。例えば，ビルはサムの父親が麻薬の密売によって稼いでいると思い込んでいるが，飛行機のパイロットは比較的高給であり，彼の妻も稼ぎのよい仕事をしているかもしれないし，彼は財産を相続したのかもしれない，など他にも説明はある

6 ビルの信念がどのくらい正しそうか，よく考えた評価を書きとめてください。0＝まったく正しくない，10＝間違いなく正しい。初めの評価とよく考えた評価との間にどんな変化があったか話し合いましょう。

判断の改善法

判断のエラーを回避する方法はたくさんあることをグループメンバーに知らせよう。判断の正確さを改善するために自問できる質問がたくさんある。

配布資料10「判断の改善法」をクライエントに配ろう。順番にそれぞれの項目について，その方法をどのように使うか，どんな障害が起こりうるかについてディスカッションしていくよう導こう。

自分自身の妄想的信念について検討したいというクライエントがいることもあるだろう。そういった機会は，彼らにその準備が整ったときに提供されるべきである。準備ができているかどうかは，そのクライエントと十分に協働して個別に決定されるべきことだ。信念へのさらなる客観的検証は次の介入レベルで扱う。

レベル5：症状の修正

この介入レベルでは，症状を直接的に修正することがねらいである。その主要な2通りの方法が，客観的検証と行動実験である。

客観的検証

客観的検証では，その人の信念を反駁することはない。その妄想の核について疑いをさしはさまないことによって，協働的で非脅威的なアプローチの続行を確保するためだ。ファシリテーターの導きにしたがって，むしろその人自身が信念を「調べる」のである。どのようにすれば自分の信念を客観的に検証できるようになるかを表現する際，科学者が仮説を確かめるために実験を計画したり，刑事が事件のあらゆる面を調査したりする様子に例えるとよい。

科学者や刑事は自分の調査に際して，あらかじめある種の予想や強い疑い，直感を持っているかもしれない。しかしながら，自分の仮説を客観的に広い視点で検証するためには，あらゆる証拠について考慮し，虚心坦懐でいる必要がある。

ファシリテーターはディスカッションで，科学者や刑事がどのように課題

に取り組むかについて取り上げてもいいだろう。出てきたアイディアについては，それが客観性を失わないためにどのように役立ちそうかという観点から話しあってもよい。

回答例)

- 同僚と話し合う
- 1人でやらない
- 代替の仮説を立てる：「もし～なら？」と考える
- 多様な情報源を用いる
- 独立した専門家のアドバイスを求める
- 事実と意見とを区別できるようにする
- 質問する

　このディスカッションは，メンバーが自分の信念を検証する際，適切な質問をすることでいかに客観的になれるかという方向に進むべきである。これはレベル4で扱った判断の改善法で出てきた考え方を発展させることにもなる。ジェーンの事例は，技法の探求に役立つはずだ。この事例は，配布資料11「事例：ジェーン」に掲載されている。この事例を朗読し終えたら，ファシリテーターは客観的検証の質問に従って，各質問を順番に書き出し，実際のケースの答えを教える前に，メンバーから考えられる答えを引き出そう。質問と典型的な答えは，配布資料12「信念の客観的検証：ジェーン」に記している。

　クライエントにはこのようなやり方で自分自身の信念を検証するよう励まそう。検証は担当セラピストとの個人セッションの中で行われるべきである。

　ワークシート3「信念の客観的検証」は，その検証を進めていく際のテンプレートとして使えるだろう。この質問群は一般的なガイドとして用いて，柔軟性を持って利用してほしい。これらの質問への回答が，クライエントにとっての次の課題や行動実験を考えるための助けになるだろう。出てきた課題に担当セラピストと一緒に取り組んだり，それを「宿題」としてもよいだろう。その中には，その仮説を支持あるいは否定する情報の収集や，独立した意見を誰かに聞いたり，あるいはその根拠のメリットやデメリットの見直しも含まれるだろう。

行動実験

行動実験は，信念を系統的な手法で客観的に検証するのに役立つだろう。基本的な行動実験のプロトコルは次のようなものになるだろう。

1　ターゲットとなる信念の把握：その人は現時点でどのような信念を持っているのか？（理論A）
2　代替となる信念：とのような他の見方が可能だろうか？（理論B）
3　予測：その人はどんなことが起こると考えているか？
4　予測の検証方法：その予測はどのように確かめられるか？
5　行動実験の詳細：どのような実験を計画するか？
6　行動実験の結果：何が起こったか？
7　結論：何が分かったか？

配布資料13「行動実験：ジョー」に事例を示す。グループでこの事例を読み，信念の検証のためにどのように行動実験を用いることができるか説明しよう。

クライエントは，担当セラピストの助けをかりて，自分の実情に合った行動実験を計画することができる。ワークシート4「行動実験」をコピーして，行動実験用のワークシートのサンプルとして使うことができる。

レベル6：スキーマに焦点を当てた介入

このレベルの介入は，核となる信念の探索に役立てることができる。

スキーマは，情報処理や行動を統制する特殊な認知的ルールとして概念化することができる。スキーマは固定的な認知的パターンであり，私たちの情報をスクリーニングし，識別し，整理する。スキーマは発達段階の早期に形成され，追加され，強化され，個人の知識の貯蔵庫の総体を築き上げる。

核となる信念は，その人の自己概念における最も敏感な部分として捉えることができる。例えば，ある人が自分のことを弱い人間だとか，救いようがないとか，場違いだなどと思っているならば，それは本人の人生のあらゆる

面に影響する。このような根底にある核となる信念は、通常、スキーマの構成要素であると考えられている。このようにスキーマは自分や自分と人との関係についての幅広く、広範なテーマを持つのである。スキーマは、その人の自己感覚の中心に深く入り込んでいる強固なパターンであり、通常、自己永続的で変えるのが難しい（Young, 1991）。

スキーマ療法（Schema-focused Cognitive Therapy）は、根の深い固定化した核となる信念があることによって、しばしば人格障害や他の一見すると難治性の問題があると診断されるクライエントを援助するために開発された。スキーマ療法の技法は、「自分がどのように世界を見ているか」、「子供時代の経験が、考え方にいかに影響を及ぼしているか」、「自分や自分の行動を理解する新しいやり方を取り入れるにはどのようにしたらよいのか」についてクライエントが理解するのを助けるために使われてきた。核となる信念とスキーマを明らかにすると、自分の問題や非機能的な信念が自分の人生にどのように影響しているかを理解しやすくなる。例えば、脆弱性スキーマを持っていると、その人は、他人は潜在的な脅威であり、未来は予測不能で恐ろしく、自分たちは無力で他人に依存しているなどと信じるようになるかもしれない。

非機能的な核となる信念が明らかになるのであれば、統合失調症と診断された人々とこの介入レベルで取り組むことは有益だろう。以下のエクササイズは『Schema as Self Prejudice　自己偏見としてのスキーマ』（Padesky, 1993）に基づいており、クライエントが自分自身の非機能的な信念を検証し、自分にとっての根拠を見直せるようにする。

核となる信念に対する確信 vs 懐疑的視点

この技法について分かりやすく説明するために、まず一般的な偏見の例を使って以下の演習をやってみてもらうとよいだろう。いったんやり方が理解されれば、再度、その人自身が持つ特定の核となる信念を使って行うことができる。

1　クライエントに、例えば「女性は運転が下手だ」など、自分が強く持っている信念を明らかにするように求めよう。

郵便はがき

168-8790

（受取人）
東京都杉並区
上高井戸1—2—5

星和書店
愛読者カード係 行

料金受取人払郵便

杉並南支店承認

1633

差出有効期間
平成21年12月
1日まで

（切手をお貼りになる必要はございません）

書名　**統合失調症のための集団認知行動療法**

★本書についてのご意見・ご感想

★今後どのような出版物を期待されますか

書名　**統合失調症のための集団認知行動療法**

★本書を何でお知りになりましたか。
1. 新聞記事・新聞広告（　　　　　　　　　　　　　　　　　　）新聞
2. 雑誌記事・雑誌広告（雑誌名:　　　　　　　　　　　　　　　）
3. 小社ホームページ
4. その他インターネット上（サイト名:　　　　　　　　　　　　）
5. 書店で見て（　　　　　　　　）市・区・県（　　　　　　　）書店
6. 人（　　　　　　　　）にすすめられて
7. 小社からのご案内物・DM
8. 小社出版物の巻末広告・刊行案内
9. その他（　　　　　　　　　　　　　　　　　　　　　　　　）

(フリガナ)

お名前　　　　　　　　　　　　　　　　　　　　　　（　　）歳

ご住所（ a.ご勤務先　　b.ご自宅 ）
〒

電話　　　（　　　　）

e-mail:

電子メールでお知らせ・ご案内を
お送りしてもよろしいでしょうか　　　　（ a. 良い　　b. 良くない ）

ご専門

所属学会

Book Club PSYCHE会員番号（　　　　　　　　　　　　　　　）

ご購入先（書店名・インターネットサイト名など）

図書目録をお送りしても
よろしいでしょうか　　　　　　　　　　（ a. 良い　　b. 良くない ）

2 もし新聞で，女性ドライバーの方が男性ドライバーよりも事故が多いことが新たな統計で分かったという記事を読んだらどう反応するかを彼らに尋ねよう。
   −これは当該信念を確証するものなので，彼らはおそらくこれを受け入れるだろう
   −彼らはおそらくその記事をよく覚えているだろう
   −その信念は強められるだろう
3 もし新聞で，男性の方が女性よりも事故が多いことが分かったという記事を読んだらどう反応するかを尋ねよう。
   −おそらくそれを無視するか，「くだらない」と酷評するだろう
   −反対の例を思い出すだろう
   −その記事のことを忘れてしまう可能性が高いだろう
4 彼らに，道路上の安全と性別との関連について，中立的な記事があったらどう反応するか尋ねよう。
   −彼らはこの情報を，女性ドライバーに関する自分の信念に一致するよう歪曲して受け止めるかもしれない
5 その人に，自分の信念が問題になり始めたという様子をイメージしてもらおう。例えば，彼らが公的交通機関のストライキの間，ある同僚の女性の車に便乗させてもらうことになったなど。彼らは自分の信念にどのように打ち勝つだろうか？
   −彼らはそれをきっかけに，反証を集めようとするかもしれない
   −運転のうまい女性ドライバーへの暴露によってその信念に疑問を抱きやすくなるかもしれない
6 この1つの例で彼らの信念が変わるかどうかを尋ねよう。
   −このような信念は根深く，疑ったり変えたりするためにはコンスタントに意識していることが必要であるため，それはなかなか難しいだろう。なにか重要な証拠が得られれば，その信念はすぐに再び頭をもたげるであろう

このエクササイズは，本人の特定の核となる信念について繰り返し行うことができる。こうすることで，その信念を維持するものや，どうしたら信念

を変容させたり修正したりできるかもしれないかについて有用な情報が得られる。すると，クライエントがその信念から距離をとり，自分の核となる信念の強固さを和らげるには今後どうすればいいかを見つけやすくなる。スキーマ療法を使った心理学的介入を行うには，このアプローチについてのトレーニングを積んだ専門家である必要がある。

よくある環境的誘因と気分的誘因

環境的誘因	気分的誘因
騒音レベル	幸せ
人数	悲しみ
活動レベル	動揺
慣れ／不慣れ	怒り
要求	緊張
友達／知らない人	穏やか
	混乱
	とらわれ
	恐怖

〈モジュール3　配布資料1〉

幻覚モニタリング記録

日　付	環　境 例：人の数	気　分 例：緊張	幻　覚 あり／なし
午前			
午後			
夕方			

〈モジュール3　ワークシート1〉

パーソナル質問票（例1）

名　前	ピーター・エリス
週	1月1日〜
妄想／信念	私の両親はペテン師だ
評価スケール	0%〜100%
評価頻度	月に1回

1　あなたの確信度は？

| 0% | 25% | 50% | 75% | 100% |

（100%付近）

2　このことはあなたにとってどれくらい重要ですか？

| 0% | 25% | 50% | 75% | 100% |

（90%付近）

3　このことについてどのくらいの時間，考えますか？

| 0% | 25% | 50% | 75% | 100% |

（70%付近）

4　このことでどのくらい動揺しますか？

| 0% | 25% | 50% | 75% | 100% |

（75%付近）

5　このことにどのくらいうまく対処できていますか？

| 0% | 25% | 50% | 75% | 100% |

（20%付近）

〈モジュール3　配布資料2〉

パーソナル質問票（例2）

名　前	ロジャー・ウッド
週	1月1日～7日
妄想／信念	私が考えていることは人にばれている
評価スケール	1～5
評価頻度	週に1回

この1週間において

● この信念をどのくらい頻繁に体験しましたか？

| 1 | 2 | 3 | ④ | 5 |

まったく体験していなかった　　　　　　　　　常に体験していた

● どのくらい信じていましたか？

| 1 | 2 | 3 | 4 | ⑤ |

まったく信じていなかった　　　　　　　　　完全に信じていた

● この信念でどのくらい苦痛になりましたか？

| 1 | 2 | 3 | ④ | 5 |

まったく苦痛ではなかった　　　　　　　　　極めて苦痛だった

● このことをどのくらい頻繁に考えましたか？

| 1 | 2 | 3 | ④ | 5 |

まったく考えなかった　　　　　　　　　常に考えていた

〈モジュール3　配布資料3〉

症状モニタリング記録用紙

日 付	症状（例：声）	状 況	対 処	効果 (1-10)
月曜日				
火曜日				
水曜日				
木曜日				
金曜日				
土曜日				
日曜日				

〈モジュール3　ワークシート2〉

陽性症状への対処法

頓用薬をのむ
音楽を聴く
そのことを考えないようにする
布団に入る
テレビを観る
踊る
リラクセーションをする
他のことを考える
誰かに話しかける
散歩に行く
ヘッドフォンをする
声と議論する
耳栓をする
声に消えるように言う
歌う,ハミングする

〈モジュール3　配布資料4〉

対処方略の種類

行動的な方略
- 気ぞらし技法 　　　　　「ハミングする」
　　　　　　　　　　　　　「歌う」
- 刺激の削減 　　　　　　「布団に入る」
- 身体的活動 　　　　　　「踊る」
- 直接的行動 　　　　　　「耳栓をする」
　　　　　　　　　　　　　「ヘッドフォンをする」
　　　　　　　　　　　　　「叫ぶ」
　　　　　　　　　　　　　「ラジオ／テレビを視聴する」

認知的な方略
- 気ぞらし技法 　　　　　「そのことを考えないようにする」
- 思考の切り替え 　　　　「他のことを考える」
- 直接的挑戦 　　　　　　「声に消えるように言う」
　　　　　　　　　　　　　「声と議論する」

環境的な方略
- 対人接触を増やす 　　　「誰かに話しかける」
- 環境を変える 　　　　　「散歩に行く」

生理学的な方略
- 服薬
- 気分を変える 　　　　　「踊る」
- 覚醒度を変える 　　　　「リラクセーション」

〈モジュール3　配布資料5〉

追加版：幻覚への対処方略

　幻聴や幻視に対して積極的に対処する方法はたくさんある。皆さんも自分なりの技法を持っているかもしれない。以下には，役に立つといわれた方法をあげた。

- その現実に挑もう：あなたの心が「いたずら」をしていないかどうか自問しよう。以下のようなときは特に：
  - とても疲れている
  - 薬物を使用している
  - とても動揺している，または混乱している

- コントロールしよう：その声に対して挑もう，無視しよう，消えるように言おう
- 限界を設定しよう：聴くのは短時間だけにしよう
- 選択的に聴こう：ポジティブな声は聴き，ネガティブな声には無視するか挑もう
- コミュニケーションしよう：自分の体験について専門家に話そう。家族や友人からのサポートを得よう
- その体験から距離を置こう：その体験を書き出す，その物理的特徴や内容をメモするなど
- 状況を変えよう：焦点を変えてみよう，瞑想しよう，リラックスしよう
- 対処方略増強法の練習を思い出そう

〈モジュール3　配布資料6〉

状況を悪くする10の方法（2の1）

1 **自己奉仕的バイアス**
　私たちは自分の信念と一致する状況に対してもっと注意を払うように心掛けるが，それによって信念は強化される。私たちは，自分が正しいことをそのようにして証明するのだ。例えば，「女性は家に居て子供の面倒を見るべきだ」と信じている人は，その考えと一致する記事に気づきやすいといったように。

2 **選択的注意**
　私たちは自分の信念と矛盾する証拠を無視したり，忘れてしまう。例えば，母親は家に居るべきだと信じる人は，仕事を持つ母親の子供が同じくらいかそれ以上に学校でよくやっているという証拠を非難する理由を見つけるだろう。

3 **「意図」を知覚する**
　私たちは，何かが起こったときに，それを「知識不足」「事故」または「間違い」として見るのではなく，人が「意図して」「わざと」そのように行動したのだとみなすことによって，誤解を生じる。例えば，姉のおもちゃを壊す子供など。

4 **判断をにぶらせる要因**
　私たちの判断能力はさまざまな要因によって妨げられるが，そのことを考慮に入れることはめったにない。妨害要因に含まれるのは，感情の高まりや疲労，ストレス，アルコール，不健康などである。

5 **迷　信**
　私たちはよく「隠された意味」を探したり，「直感」や「野生の勘」で行動する。中でも特に，得られる情報や根拠が限られているときはそうだ。

6 **判断バイアス**
　私たちは科学者のように，ある状況を根拠や可能性，確率を持ち出して解明することはめったにない。むしろ個人的な考えをより重
（次頁に続く）

〈モジュール3　配布資料7〉

状況を悪くする10の方法（2の2）

視することが多い。例えば，結婚した3組の夫婦のうち1組が離婚するが，結婚する人のほとんどは自分たちの結婚は永遠に続くと信じている。

7　先入観／ステレオタイプ
　　これは，自分の住む世界に秩序をもたせるために人を分類してしまうという私たちのニーズから生じる。私たちは皆，多かれ少なかれ一般的なステレオタイプを持っている。例えば，「頭を剃り刺青をしている男性は攻撃的だ」など。

8　特異な出来事
　　明らかに小さな出来事でさえも私たちの判断にずっと影響を与え続けることがある。また，それは選択的に強化される。例えば，犬に追いかけられたことのある子供は，犬を恐れるようになるかもしれない。それから先，その子供が犬を避けるとしたら，その子は犬とのポジティブな経験を二度と味わうことがなく，その信念に挑むこともないだろう。

9　記憶のエラー
　　私たちは，体験したことをビデオカメラのように記録したり再生したりするわけではない。私たちの記憶はしばしばその後の出来事によって歪められ，現在の出来事への見方に影響を与えることがある。例えば，子供の頃にきちんと世話をされなかったと信じている人は，子供の頃の誕生日会のような楽しい出来事を思い出すことができないかもしれない。

10　思考のエラー
　　私たちは多数のよくある思考のエラーに陥りやすく，その結果，偏ったり不正確な理解につながってしまうことがある。これらは配布資料8「よくある思考のエラー」に記されている。

〈モジュール3　配布資料7〉

よくある思考のエラー（2の1）

　私たちの思考は現実の正しい反映ではない。思考は「正しい」とか「間違い」とかいうものではなく，現実を私たちが解釈したものである。

1　全か無か思考
　これは極端に考える思考の傾向である。実際には，白と黒にきれいに分かれる状況はほとんどないが，私たちがグレーとして見ることはなかなか難しい。私たちは状況を「どちらも」というよりは，「いずれか／または」として捉えようとする傾向がある。例えば，「彼は本物の悪魔だ」など。

2　過度の一般化
　これは，一度そうなったからという理由で，何らかの出来事を常にそうであるものとしてみなす傾向である。例えば，1回運転ミスを起こしたことで，「私は実に運転下手だ」と言うなど。

3　自己関連づけ
　これは，非現実的な責任感を感じたり，状況における自分の役割を拡大視する傾向である。私たちは，ほとんどもしくはまったく関係がないことでさえも，起こったことのすべてを自分に関係づけるかもしれない。例えば「だれも楽しめていないのは私のせいだ」など。ときには，極端な個人化によって，完全に無関係な出来事である災害や飛行機事故なども自分の責任だと信じる場合がある。

4　硬直したルール
　過度に高い基準や期待を持つ人は，自分自身や他者に無理なルールを設定する。例えば，常に時間に間に合うべきだ，など。

（次頁に続く）

〈モジュール3　配布資料8〉

よくある思考のエラー（2の2）

5　破局視
　　これは，ある状況のネガティブな側面を拡大したり誇張したりする傾向である。ものごとの本来の姿からかけ離れて大げさに捉えてしまうのはよくある思考のエラーである。極端なケースでは，全世界に関する破滅的な思考にまでいたることがある。

6　肯定的要素の無視
　　人はしばしば状況のポジティブな側面を見過ごし，ネガティブな側面に意識を集中したり，ときには肯定的要素を否定的要素に変えてしまうことすらある。例えば，「彼が私に素敵だと言ったのは，単に私をかわいそうに思ってのことだ」など。

7　未来の先取り
　　これは，まだ起こっていない出来事や状況について，その結果を先に想像する傾向である。将来を予測するとき，私たちは限られた情報や過去の経験から推定する。それは現実を見ているのではない。なぜならば，それはまだ起こっていないからである。

8　結論への飛躍
　　これは，十分な根拠を用いないこと，あるいは，まったく根拠を用いないことだ。例えば，彼女が電話をしてこなかったのは彼女が私のことを悪い人間だと思っているからだ，など。これは時々，「2＋2＝5の思考」と呼ばれる。

〈モジュール3　配布資料8〉

信念の検証例：ビル

　42歳で4児の父親であるビルは，テレビのローカルニュースで，相当額100万ポンドを超える違法薬物がヒースロー空港で押収されたことを知った。その麻薬はジャマイカから空輸されてきたものであった。

　その週末，彼の長男である13歳のサムは，親友のジェイミーの家に遊びに行った。帰宅すると，サムは父親にジェミーの父親が飛行機のパイロットで，ヒースロー空港にベースを置いていることを興奮気味に語った。そしてその後何週間もの間，サムは何度も，ジェイミーの父親のことについて，ジャマイカを含む彼の飛行先や，スポーツカー，スイミングプール付きの新しい家のことなどを父親に話した。

　サムは，学校で国のトライアスロン行事への代表選手に選ばれている陸上選手だ。彼はジェミーの家で過ごすことが増えて行った。ある夕方，彼はとても青い顔で汗ばんだ状態で帰宅し，ベッドへ直行した。その後数週間，サムは多くの時間を寝室で1人で過ごすか，ジェミーの家に行って過ごした。彼はいつも長袖のフットボールシャツを着るようになり，母親が彼に買ってやった半袖のTシャツを着るのを拒むようになった。彼はむっつりして不機嫌になってしまい，顔にはニキビができた。

　ビルは不意に，ジェミーの父親は麻薬の密売者で，サムにヘロインを注射しているのだという恐ろしいことに気づいた。

〈モジュール3　配布資料9〉

判断の改善法

1 他の人にその状況についてどう思うか聞いてみよう

2 証拠はあるだろうか？ できるだけたくさん集めよう

3 代わりの説明はないか？

4 矛盾する証拠を見過ごしていないだろうか？

5 このように考えるとどんな影響があるだろうか？ このように考えるとどんな気持ちになるか。もし感情的になるようなら，思考のエラーをチェックしよう

6 何らかの思考のエラーを生じていないか？ 例えば，結論への飛躍，自己関連づけ，出来事の重要性の拡大視など

7 あなたの信念は事実に基づいているのか，それとも意見に基づいているのか？

8 この考えを持つことのメリットとデメリットは何か？

　代わりになる説明や矛盾する証拠を探すために手助けが必要になるかもしれないことを忘れないように。したがって，誰かあなたが信用できる人に話そう。

〈モジュール3　配布資料10〉

事例：ジェーン

　ジェーンは34歳の女性で，10年間の精神科通院歴がある。彼女はアパートに一人暮らしをしているが，そこに住んで1年になる。ここ数カ月，ジェーンは警察の監視下にあり，警察のヘリコプターやスピードカメラでビデオ撮影されているという信念によって感じる苦痛がますます強くなってきている。彼女はこのことを数人に話したが，彼女の話を信じてくれる人は誰一人いない。彼女は他人を疑うようになり始め，人が自分を信じてくれないと，その人を「ぐるになっているのではないか」と考えるようになった。

　ジェーンは自分の信念を支持する証拠を集めたところ，例えば時々ヘリコプターが頭上を旋回することや，彼女が頻繁に通る路上に新しいスピードカメラが設置されたことに気づいた。彼女は代わりとなる説明や矛盾する証拠を探すことはしなかった。

　ジェーンは，絶えず警戒するようになり，ヘリコプターが外にいるかもしれないと考えると外出を避けるようになった。彼女は度々の欠勤で，職を失ってしまった。彼女の不安や抑うつ気分はますますひどくなってきている。

〈モジュール3　配布資料11〉

信念の客観的検証：ジェーン（3の1）

　私の信念：私は監視下にある，警察がヘリコプターやスピードカメラから私をビデオ撮影している。

1　他の人はどう思うだろうか？
　　－人々は私が間違っていると考えている
　　－人々は私が冗談を言っているか，狂っていると考えている
　　－誰もこのことを信じていないし，私に同意しない
　　－人々が私と議論しようとしたり，「ありえない」と言ったりすると私はきっと彼らもその監視作戦に関与しているだろうと考える

2　その証拠は何だろうか？
　　－私のアパートの上空をヘリコプターが頻繁に飛んでいる
　　－時々，私が買い物に出ると同じヘリコプターを見る
　　－時々，そのヘリコプターが頭上を旋回する
　　－スピードカメラが，私がいつも買い物に行くために通っていた路上に設置されている

3　代わりになる説明はないか？
　　－ひょっとすると，そのヘリコプターは何か他のことをしているのかもしれない
　　－ジェーンと彼女のセラピストは話し合い，ジェーンから友人に頼んで地元の英国空軍基地に電話してもらうことにした。空軍いわく，日中及び夜間に飛行訓練を行っているとのことだった
　　－おそらく，そのスピードカメラは，スピード違反を減らすために使われている
　　－ジェーンは，スピードカメラの設置に関する情報を教えてくれる，その地方の自治体に連絡するよう求められた。その結果，スピードカメラは，学校やショッピング街のそばのような混み合う地域や事故が多い「事故多発エリア」に設置されていた

（次頁に続く）

〈モジュール3　配布資料12〉

信念の客観的検証：ジェーン（3の2）

4 矛盾する証拠は何だろうか？
   - ヘリコプターはこの数年間飛んでいるが，私がここに引っ越してきたのはつい去年だ
   - 時々，ヘリコプターが遠くを飛んでいる音が聞こえるが，アパートの上は飛ばない
   - スピードカメラは，しばしばカバーに包まれたり破壊されている。それらが監視のためのカメラなら，もっと急いで修理されているはずだ

5 このように「私は監視下にある，警察がヘリコプターやスピードカメラから私をビデオ撮影している」と考えるとどんな影響があるか？
   - この信念でどんな気分になるか：動揺する，腹が立つ，怖い
   - この信念でどんな身体的影響があるか：ヘリコプターの音が聞こえると，私の鼓動は速くなる。スピードカメラの前を通り過ぎるとき，発汗し熱くなる
   - この信念で行動にどんな影響があるか：私は絶えず警戒している。ヘリコプターの音が聞こえたら外出を避ける。スピードカメラがある道路を避ける
   - この信念で対人関係にどんな影響があるか：人々が私のことを変だと思う。私は意見が合わず口論になる。友人を失ってしまった。人を疑う
   - この信念で私の生活の他の面にどんな影響があるか：仕事に出られない。職を失った

6 思考のエラー
   - 私は結論に飛躍しているかもしれない。ヘリコプターやカメラが監視に繋がっているという直接の証拠は何もない
   - 私は自己関連づけをしているかもしれない。そのヘリコプターの通り道付近には私以外にも多くの人がいるのは事実である。アパートのこの棟には私以外にも25名の人がいる（次頁に続く）

〈モジュール3　配布資料12〉

信念の客観的検証：ジェーン（3の3）

7 意見と事実を混同していないか？
 ーヘリコプターにもカメラにも，私との直接のつながりはない。これは私の思い込みだ
 ー私はヘリコプターの飛行を観察した：過去3週間の間に4機見た。これは，思っていたほど頻繁ではなかった
 ー私が監視下にあるということの直接の根拠や証明は何も持っていない

8 メリットとデメリット
 ー絶えず警戒することは1つのメリットだと思っていたが，結局はただ動揺し，怖くなるだけだ
 ーこの信念が私に及ぼす影響は，あらゆる面でデメリットだらけだ

〈モジュール3　配布資料12〉

信念の客観的検証（4の1）

私の信念

_____

_____

_____

1 他の人はどう思うだろうか？
  ーあなたの信念について他の人に話したら，どんな反応が返ってくるだろうか？
  ーあなた以外にもその信念を持つ人がいるだろうか？もしいるとしたら，その人たちはあなたの友達だから信じてくれるのか，それとも独立した立場でこたえてくれているのか？
  ー誰かがその信念を持たないとしたら，それはなぜだと思うか？

_____

_____

_____

_____

2 その証拠は何だろうか？
  以下にあなたの信念を支持する証拠をすべて列挙しよう：

_____

_____

_____

（次頁に続く）

〈モジュール3　ワークシート3〉

信念の客観的検証（4の2）

3　代わりになる説明はないか？
　　他の人に訊いてみる必要があるかもしれない。

_____
_____
_____
_____

4　矛盾する証拠は何だろうか？
　　私たちは自分の仮説／信念に合う根拠を選択的に探す傾向があることを思い出そう。私たちは信念／根拠にそぐわないものを探すように心掛ける必要がある。
　　以下に矛盾する根拠を列挙しよう：

_____
_____
_____
_____

（次頁に続く）

〈モジュール3　ワークシート3〉

信念の客観的検証（4の3）

5 このように考えるとどんな影響があるか？
  ーこの信念でどんな気分になるか
  ーこの信念でどんな身体的影響があるか
  ーこの信念で行動にどんな影響があるか
  ーこの信念で対人関係にどんな影響があるか
  ーこの信念で私の生活の他の面にどんな影響があるか

  _____
  _____
  _____
  _____

6 思考のエラー
  ー出来事の重要性を誇張していないか？
  ー結論に飛躍していないか？ これはときに，2＋2＝5の思考とも言われる。結論に達するまでの過程に，何らかのギャップはないだろうか？
  ー物事を過度に個人的に捉えていないか？

  _____
  _____
  _____
  _____

（次頁に続く）

〈モジュール3　ワークシート3〉

信念の客観的検証（4の4）

7 意見と事実を混同していないか？
　事実は例証したり証明したりできることを思い出そう。意見とは，判断や個人的見解である。

　_____
　_____
　_____
　_____

8 メリットとデメリット
　以下に，この信念のあらゆるメリットとデメリットを列挙しよう：

　_____
　_____
　_____
　_____

〈モジュール3　ワークシート3〉

行動実験：ジョー（2の1）

1 ターゲットとなる信念
 ジョーは，人の目の中をのぞき込むと自分自身の姿が見えるので，それは悪魔からのメッセージの受信を意味し，それ故，自分は邪悪なのだ，と信じている。

　　　　　　　　　　　　　　　　　　　　　　　　　　（理論A）

2 代わりになる信念
 目には，前にあるものの像が映る。他の人の目を近くでのぞき込めば，相手の目に映った自分自身の姿が見えるだろう。

　　　　　　　　　　　　　　　　　　　　　　　　　　（理論B）

3 予　測
 ジョーは，人の目をのぞき込んで自分の姿が見えるのは自分だけであり，悪魔と同盟を結んでいるに違いない，と予測している。

4 操作的予測
 理論Aが正しいのは，人の目の中に自分の姿を見ることができるのはジョーだけだということになる。もし理論Bが正しいなら，他の人も同じことを体験するだろう。

5 実　験
 家族，友人など，5人の人に調査を行おう。彼らに，すぐそばに近寄って誰かの目をのぞいたら，自分の姿が見えるかどうか，尋ねよう（彼らがそれまでに気づいたことがなければ，これを試してもらわなくてはならないかもしれない）。

（次頁に続く）

〈モジュール3　配布資料13〉

行動実験：ジョー（2の2）

6 **結　果**

その調査への各人の答えによって，✓か×をつけよう。

人	人の目の中に自分が見える
1	✓
2	✓
3	✓
4	✓
5	✓

7 **結　論**

理論Bは立証された。理論Aは立証されなかった。

〈モジュール3　配布資料13〉

行動実験（3の1）

1 **ターゲットとなる信念**
   あなたは現在，どんなことを信じているか（理論A）？

   _____
   _____
   _____
   _____

2 **代わりになる信念**
   代わりになる考え方にはどんなものがあるだろうか（理論B）？

   _____
   _____
   _____
   _____

3 **予　測**
   あなたはどんなことが起こると思っているか？

   _____
   _____
   _____
   _____

（次頁に続く）

〈モジュール3　ワークシート4〉

行動実験（3の2）

4 操作的予測
その予測はどのように試すことができるだろうか？

_____
_____
_____
_____

5 実　　験
実験の計画を詳しく書こう。

_____
_____
_____
_____

6 結　果
何が起こったか？

_____
_____
_____
_____

（次頁へ続く）

〈モジュール3　ワークシート4〉

行動実験 (3の3)

7 結　論
　何が分かったか？

_____

_____

_____

_____

〈モジュール3　ワークシート4〉

モジュール4　精神健康を高める

モジュールの概要

- 導入
- 対人関係能力の向上
- 問題解決
- 問題解決の練習
- 対人関係スキル
- 目標設定
- ストレスに対処する
- 陰性症状に対処する
- 薬物療法

セッションの計画例

問題解決へのステップ	（10分）
問題解決の例	（30分）
問題解決の練習	（30分）
ロールプレイの実行	（20分）
対人関係スキルの練習セッション（1つのスキルについて45分まで）	
ディスカッション：対人関係スキルにおける情動と認知	（25分）
対人関係におけるパフォーマンスを改善する技法	（25分）
社会的状況に関する練習場面の階層表の作成	（40分）
目標設定のステップ	（15分）
目標設定の例	（15分）
個人の目標設定	（1時間）
ストレッサーを特定する練習	（15分）
個人のストレッサーの特定	（20分）
ストレスをたどる練習	（20分）
ストレスサインをみつける	（20分）
ストレスを予想する練習およびディスカッション	（15分）
個人的なストレスに対する気づきについての導入	（5分）
ストレスサイン	（15分）
個人のストレスサイン	（10分）
ストレス対処についてのディスカッション	（15分）
ストレス対処についての方略	（15分）
ストレス対処の記録	（15分）
セッションの振り返りと質疑応答	（15分）
陰性症状についての導入	（15分）
「3大症状」についての個人の経験	（15分）
活動スケジュールの例	（15分）
個人の活動スケジュールの準備	（15分）
段階的エクスポージャー	（30分）

補足的な個別のセッションを必要と思われるだけ実施

アドヒアランス不良についての学習（誘導的学習）　　　（30分）

アドヒアランス不良についてのディスカッション　　　（30分）

アドヒアランス不良の個人的な理由を探し出す　　　　（30分）

薬物療法についての体験談（30分）

アドヒアランス改善のためにできることを探し出す―個別セッション　　　　　　　　　（1時間）

薬物療法についての振り返り―個別セッション　　　　　（1時間）

導　入

　このモジュールは，生活の質を向上させるだけでなく，将来の病気によるエピソードを予防あるいは影響を抑える要因をふやすことに焦点を当てている。ストレス脆弱性モデルはライフイベントや情緒的雰囲気のような環境要因と，対処能力，自己効力感，対人関係能力のような個人内要因の両方が良好な精神的健康の維持にとって重要であることを示唆している。加えて，患者のもつ対人関係スキルやコミュニケーションおよび自己管理のスキルのような防御因子は，社会的・職業的・個人的機能の全般的レベルを向上させていくことができる。このモジュールは，対人関係能力の向上，ストレスへの対処，陰性症状への対処および薬物療法の4つの領域をカバーしている。

対人関係能力の向上

　日々の問題，日常いらだち事，困難な出来事のほとんどは他の人とのつきあいから引き起こされている。私たちは仕事場面，家族や友人とのつきあい，買い物や余暇活動，健康管理のような日常生活で行う活動など人生のすべての側面において人々とコミュニケーションを行う必要がある。周囲の人々と効果的につきあう能力を持っていることは人生を楽にするのだ！

　これまでの家族介入では，社会的機能やコミュニケーションの領域，特に身内の高い「EE（Expressed Emotion：感情表出）」についてアセスメントすることに焦点が当てられてきた。EEは自宅で暮らす統合失調症と診断された人々の短期的な再発をよく予測する因子である。家族介入は身内やケア提供者と統合失調症を持つ人々の間の関係性を扱いながらも，患者やケア提供に関連する困難に，身内もしくはケア提供者が「うまく対処する」能力を向上させることに焦点を当てる傾向がある。典型的な介入には，焦点づけされた問題解決や心理教育，問題行動や症状への対処が含まれる。このアプローチはしばしば非常に有用であるが，統合失調症と診断された人々の観点からみた問題を完全には吟味できていない傾向がある。このプログラムでは，クライエントが生活の中のキーパーソンとの協働的なかかわりの中でどうい

う観点を持つか，そして，対人関係の有効性を向上させるためのスキルを高めることを強調している。

統合失調症と診断された人々は「病識」が欠如しているために，自分が「病気」であると認識するのに失敗するだけでなく，対人関係上の困難のような人生におけるそのほかの問題についても見極めることに失敗しているとよく言われている。本人の問題を特定するのは，しばしば精神保健の専門家である。例えば，SSTが必要であると言われたり，あるいは，例えばコミュニケーションの問題など，あらかじめ何らかの欠損があることが想定されていたりする。しかしながら一般に，統合失調症と診断された人々は，自分の対人関係上の問題の深刻さについて，よく洞察していることが見出されてきている。さらに，対人関係上の問題に対する洞察と「病気」に対する洞察には関連がないことがわかってきている（Startup, 1998）。

対人関係の問題は周囲の人が気がつくだけでなく統合失調症を持つ人々が，もっとも初期に自分で気がつく前駆期サインの1つかもしれない。社会的接触の回避，コミュニケーションの減少，そのほかの対人関係能力の衰えは，急性期段階のはじまりを表すこともあれば，持続的問題としてそのまま残ることもある。DSM-Ⅳの診断基準には，統合失調症の記述に社会的機能の障害が含まれている。

対人関係の有効性の向上は，「問題解決」「対人関係スキル」「目標設定」の主に3つの方略によって成し遂げることができる。

問題解決

グループに対して，「しばしば問題が問題であり続けているのは，怠惰や回避または他者との論争や相手への非難など，役に立たない方略のせいなのである」という説明を用いてこの話題の導入を行うこと。問題を解決可能な困難であるというように楽観的な見方をすることは，私たちを力づけるし，ストレスを軽減させ，人生におけるコントロール感を増すことに役に立つ。問題解決における最良の方法は，問題について合理的にまた徹底的に考えることを助けるような基本的な方略に従うことである。この方略は，一連の行動を計画して実行する前に，どのような解決のための選択肢があり，それぞれ

についてどのような結果がもたらされるのかを吟味するのに役立つ。

フリップチャートに 7 段の昇り階段を描きなさい。問題解決の戦略について話しながら，それぞれのステップに名前を書き入れること。簡潔かつ明瞭に書くこと。その後にそれぞれのステップについてのディスカッションと練習を行う。

- ステップ 1：問題を定義しよう
- ステップ 2：立ち止まって考えよう
- ステップ 3：情報を集めよう
- ステップ 4：選択肢を考えよう
- ステップ 5：結果について考えよう
- ステップ 6：計画する
- ステップ 7：実行する

グループが問題解決の各段階を確実に理解できるようにし，質問やコメントを求めること。

クライエントに配布資料 1「問題解決戦略」を配ってから，後述の例を用いて，問題解決戦略の各段階を 1 つずつ解説する。

フィルは統合失調症と診断された若者で，最近ほかに 3 人の同居者のいる居住施設に引っ越した。同居者の 1 人であるトムは大きな音で音楽をかけており，フィルはそのことに迷惑している。

ステップ 1

問題を定義しよう。グループに「フィルの問題は何でしょうか？」と尋ねること。フィルが今どのような状態で，どのような状態になりたいと思っているかという観点から定義するようにすること。2 つ以上の問題が提案されたら，2 つの間の違いについて議論し，どちらの問題について取り組むかを決める。問題を定義する過程では，例えばフィルは居住施設にいたくないと

か，彼は引っ越したがっているとか，いきなり結論に飛びつかないようにすること。この例で，もっとも素直な問題の定義は，フィルは今大きな音楽を迷惑がっていて（彼が今いる状態），フィルは大きな音楽に迷惑したくない（彼がどのような状態になりたいか），というものである。

ステップ2

　立ち止まって考えよう。グループに対してなぜフィルが立ち止まって考える必要があるのか，またフィルが何について考える必要があるのか尋ねなさい。彼は衝動的に行動したり解決に飛びついたりすることを避けるために，立ち止まって考える必要がある。これはまた，彼が怒りといった「熱い」情動に基づいて行動することを避けることにも役立つ。彼は自分に必要な情報は何か，ほかの人はどう考えるか，自分にはどのような選択肢があるかなどについて考える必要がある。

ステップ3

　情報を集めよう。グループに対して，誰がよい情報を持っているか，またフィルは何を調べるべきかを尋ねなさい。フィルはほかの同居者にトムの鳴らしている大きな音楽について彼らはどう思っているのか聞いてみるべきである。どのくらいの期間それが続いているのか，ほかの人も迷惑だと思っているのか，誰かがトムとこのことについて話したことがあるかどうかを調べる必要がある。彼はまた，自分に何ができるのかについてソーシャル・ワーカーに相談してもよいだろう。

ステップ4

　選択肢を考えよう。グループに対して，フィルの選択肢は何であるか尋ねなさい。あらゆる選択肢についてブレーンストーミングする。この段階では批判することなく，ただできるだけ多くのアイデアを考え出すこと。出てくる可能性のある選択肢は例えば「トムに音量を下げてくれるようにたのむ」「引っ越す」「トムのCDプレイヤーを壊す」「トムより大きな音量でフィルが音楽をかける」「耳栓を買う」「トムの音楽の音量を下げてくれるように言うために他の同居者に援助を頼む」などである。

ステップ5

結果について考えよう。これらの選択肢の長所と短所は何だろうか。2つの案を選んで，そのそれぞれの案について長所と短所を検討するようグループに求める。これは図4のようになるだろう。長所と短所の検討が済んだら，グループに対してどちらの選択肢がより好ましいか尋ねる。どちらの選択肢にも満足できなかったら他の選択肢を選んでもよいし，もしくは元に戻ってさらに多くの情報を集めてもよい。

選択肢1：トムに音量を下げてもらうよう頼む

	長 所	短 所
短期的な見通し	頼んだことがうまくいって，トムが音量を下げてくれるかもしれない トムに対して何か言えたこと／主張できたことで気分が良くなる	頼んでもうまくいかず，いらいらするかもしれない トムのことをよく知らないので，頼むのが大変である
長期的な見通し	コミュニケーションが改善する 主張的になれたことをうれしく感じる うまくいけば，もう音の大きな音楽を聞かなくて済む	友達になれる可能性が失われる

選択肢2：より大きな音で音楽をかける

	長 所	短 所
短期的な見通し	仕返しできたと感じる	トムがもっと大きな音で音楽をかけるかもしれない より深刻な衝突が起きるかもしれない 他の同居者に迷惑をかける
長期的な見通し	特になし	確執の継続 出て行くように言われるかもしれない 悪い気分が続く 問題が解決しない

図4　長所・短所分析の例

ステップ 6

計画する。グループに対して，計画にあたってフィルが考慮すべきことは何かを尋ねる。彼はいつトムに頼むかを考慮する必要がある（この選択肢が好ましかった場合にだが）。彼はトムが忙しくない静かな時間をみつける必要がある。また彼は何と言うかを考えておく必要がある。この計画について友達と練習してもよいだろう。

ステップ 7

実行する。フィルは何をすべきかをグループに尋ねる。彼は計画を実行し，それがうまくいくかどうか見てみる必要がある。グループに対して，問題解決方略と，これを実際にどのように使うことができると思うかについてのフィードバックとコメントを求めよう。

問題解決の練習

　グループのメンバーは自分たちが抱える問題を使って，7つのステップによるアプローチ法を練習する機会を与えられるべきである。これは適宜ファシリテーターの助けを借りながら，2人1組で実施することができる。主な目的は，この戦略を練習し，そのプロセスに馴染むことにある。そのため，クライエントにはこの練習のために，現在あるいは最近の問題で，グループと分かち合ってもかまわないものをとりあげるように促す。「友達にお金を貸してと頼まれた」などが一例だ。この演習には約30分ほどかけてよい。それぞれのペアが自分たちの取り上げる問題について決めたら，大きな白い用紙を配り，それぞれのステップの概要を書いてグループに対してフィードバックを行う際に利用してもらう。ペアの両方が自分の問題を使って練習できるように，この演習を繰り返してもよい。

　次に，実行の段階であるステップ7を練習する。この練習はグループ全体の演習として行う。誰かにボランティアとして出てきてもらい，選んだ問題と解決策，そして解決策を実行するためにどのような計画をたてるかを手短に要約して話してもらう。次に相手役を選び，ロールプレイの中で実行の

ステップをたどってもらう。2～3分ほどのロールプレイのあとで、その人（問題を出してくれた人）にロールプレイがどのくらい成功していたと思うか，どのように変えてもよいと思うかを尋ね，その後グループからもフィードバックを求めること。順番に参加者1人ひとりが，自分の実行ステップをグループの前で練習するようにする。クライエントたちには，次週までに起こるかもしれない他の問題についてもこの方略を用いるよう励まし，そのことについて，是非個別のセッションで担当の治療者と話し合うよう勧める。

対人関係スキル

問題の解決策を見つけることだけでは十分ではない。解決策を効果的に実行するためには，対人関係スキルが必要である。もしかすると，問題解決ロールプレイを通じて，自己主張や「他者の立場に立つ」，「情動マネジメント」などのスキルが重要であることが明らかになったかもしれない。

対人関係スキルを学習する最良の方法は，こうしたスキルのルールを理解し，実践されているところを観察し，それから練習をすることである。対人関係スキルのセッションは下記のプロセスにしたがって行われるとよい。

1 目標となるスキルを紹介し，そのスキルを実行するためのステップについて説明する
2 スキルを実行するためのステップの使い方を示すために，ファシリテーターがグループの前でシナリオに従ってロールプレイを行う
3 グループに対して，そのスキルが使えるような個人的な場面があるか尋ねる
4 クライエントがペアになってロールプレイを行うことでスキルを練習する機会を提供し，ファシリテーターがフィードバックを行う

対人関係スキルを練習するセッションを数多く予定すること。どのスキルを選ぶかは，当然のことながら，クライエントグループのニーズにもとづいて決まる。

対人関係スキルのセッションはグループのメンバーが持つ個々のニーズに

合わせて実施されるべきである。セッションの主要目的は，すでにメンバーが持っているスキルを高め，社会的な状況に対処する自信を強めることである。このため，賞賛と励ましによってメンバーが強化されるような安全でポジティブな雰囲気を作ることと，彼らのスキルを修正し，練習できる機会がたくさん提供されることが重要である。クライエント自身が抱える場面の例はロールプレイと練習にとって最良のシナリオを提供してくれる。ファシリテーターのための，「スキルを実行するためのステップ」とシナリオ例をコラム4に示した。

コラム4　効果的な対人関係スキルのためのステップ
（Arnold P Goldstein, The Prepare Curriculum, 1999による）

援助を求める
1. あなたが援助を必要としている問題はなんですか？
2. 問題を解決するために援助が必要かどうかを決めましょう
3. 助けてくれそうな人を選びましょう
4. その人にあなたの問題を話し，援助を頼みましょう

　例：保育園が閉園することになり，子供の世話を誰がするかという問題を解決するのに助けが必要になった。似たような経験がある人を選び，なにかアドバイスがあるかどうかを尋ねてみよう。

説明を行う
1. 何をする必要があるかを決める
2. それができる人について考え，誰かを選ぶ
3. それをどのようにして行うか説明する
4. すべきことは何かを理解したかどうかについて尋ねる
5. 必要があれば説明を繰り返す

　例：週末にでかけるので，誰かにペットの世話をしてもらう必要がある。餌やりと運動，日課について説明することになる。

あやまる
1. あなたがやった何かについて，あやまることが最善であるかどうかを決める
2. どうやって謝るかを考える。言葉で言うか，行動で示すか，手紙を書くか，など

（次頁へ続く）

3　あやまるためにベストな時間と場所を選ぶ
4　相手にあやまる。謝罪の中には，起こってしまったことを埋めあわせる方法を申し出ることも含まれるかもしれない
　　例：友達の信頼を裏切ってしまったことをあやまるようなとき

相手の話を聞く
1　話している相手に注意を向ける
2　相手が言っていることについて考える
3　話の腰を折らず，自分が話す順番まで待つ
4　自分の言いたいことを話す
　　例：同居人が，昨晩どうして皿洗いをしなかったのかについて話すのを聞くようなとき

相手を納得させる
1　誰かに何をやってもらいたいのかをはっきりさせる
2　頼むにふさわしい相手を選び，なぜその人が頼みごとをやってくれると思ったのか考える
3　相手にやってほしいこととその理由を伝える
4　相手の反応を求める
5　さらに理由を述べる
　　例：自分は，自宅への外泊をする準備ができていることを主治医に納得させるとき

自己主張する
1　何を言いたいのか考える
2　話す内容をわかりやすく，簡潔にする
3　自分がどんなふうに感じているか相手に話す
4　何がどう変わったらよいと思っているかを相手に話す
5　「あなたが」というよりも「私は」という話し方をするように努力する。例えば「あなたが私を混乱させる」と言うよりも「私は混乱している」と話すようにする。
　　例：上司に仕事が多すぎて，すこし助けてほしいと話すようなとき

失敗への対応
1　何かに失敗したのかどうかを判断する
2　どうして失敗したか考える
　　（次頁へ続く）

3　違うやり方ができるか考える
  4　もう一度試してみたいかどうか判断する
  5　新しいアイデアを使ってもう一度試してみる
     例：運転の試験に失敗したとき

交渉する
  1　自分と相手が違った意見を持っているかどうか判断する
  2　その問題について自分が思っていることを相手に話す
  3　その問題について相手が思っていることを尋ねる
  4　相手の答えに素直に耳を傾ける
  5　なぜ相手がそのように感じるのか考える
  6　妥協案を提案する
     例：同居人があなたに対して，家事を公平に分担して行っていない
        と考えているようなとき

説得を受けるときの対応
  1　話題についての相手の考えを聞く
  2　そのことについての自分の考えを決める
  3　相手が言ったことと自分が考えていることを比較する
  4　自分にとってどちらのアイデアが好ましいかについて決め，相手に
     伝える
     例：オーディオセットを売るよう説得されるとき

対人関係スキルにおける情動と認知

　一連の対人関係スキルを練習し，スキルを実行するためのステップを学習したら，よい社会的スキルを妨げるような対人関係上の困難の原因に注意を払うことによって，スキルをさらに磨くことが可能である。妨げるような要因とは，本質的に人々の持つ気持ちや考えである。

　社会的状況においてお粗末なふるまいをしてしまう理由は，しばしば私たちが感じている混乱，不安，緊張，怒りといった気持ちと，私たちの「私は愚かに見える」とか「彼らは私がバカだと思っている」とか「彼は私が嫌いである」といった考えであることをグループに対して説明する。効果的な対人関係スキルを獲得するべく，この障壁を克服するために重要なことは，準

備をすることである。準備とはすなわち，特定の状況が引き起こしがちな考えや気持ちを予測し，前もってそれらに対処するための対処方略を身につけておくことによって準備をすることである。イメージによって練習すればするほど，現実の生活の中で起こる状況もより容易になるのである。

　グループに対して，彼らが特に困難だと思う状況の例を出すように言うこと。その中には，公共の場でもスピーチすることや，衝突やけんか，初対面の人との出会い，社交の場，権威のある人に話す場面，といったことが含まれているだろう。グループに対して，困難だと思う場面にいるところを想像してもらい，どうしてその場面を困難だと思うのか，どんなふうに感じ，考えるかを尋ねよう。このイメージはおそらく一連の自己不信や恐れを引き出すので，それをフリップチャートに書き出す。考えを1つの欄に書き，気持ちは別の欄に書く。よくある例は「赤くなってしまうだろう」「何と言ったらよいか分からないだろう」「どもってしまうだろう」「彼らは私を変なやつだと思うだろう」「不安になるだろう」といったようなものである。次いで，いかにして人はやすやすと先のシナリオを想定し，その中で自分がうまく対処できていない姿を見てしまうものなのかを指摘する。このようなネガティブな予想はお粗末なふるまいを強化し，うまく対処できない状況が起こる可能性を増やす。この問題に立ち向かうために，想像で，ロールプレイを使って，また現実場面において練習するためのたくさんの方略がある。こうした方略には，肯定的な自己教示，思考の切り替え，ボディ・ランゲージの利用，「まるで〜のように」ふるまうこと，こっそりと行うリラクセーションや呼吸法や落ち着くためのテクニック，などが含まれる。クライエントに配布資料2「対人関係能力を高める」を配り，それぞれの方略について話し合うこと。

　これらの方略を練習するために，クライエントが取り組みたいと思っている困難な状況について，彼らが簡単な階層表を作れるよう援助すること。もっとも困難度が低いところから始めて，彼らが事態を悪化させるときにどのようなことを自分に言い聞かせがちなのかについて探り，それを中和させるような一連の肯定的自己教示を収集しなさい。同様にして，誘発されるであろう悲観的な情動について同定し，上記の方略のどれかを使っていかにしてこうした情動に対処するのかについて計画を立てるよう求める。いったん一連の対処方略について同定を行ったら，これらについて最初は想像で，次

にロールプレイを用いて練習を行うべきである。それから現実場面での「行動実験」を計画し，本人が自分のスキルを練習できるようにする。設定された課題が達成可能であり，その後，階層表の中でより困難な状況へと進んでいくのに適切なレベルに位置しているよう気をつけること。

目標設定

　目標設定は家族介入においてよく用いられる方略である。これは，悩みや不和を引き起こしたり，あるいは単純に人が成功に至るのを妨げるような状況に対する解決策を見つけるのを援助する方略である。それは，明らかな袋小路にはまっている状況，もしくは破壊的，自滅的，または回避がつづいているような状況で特に有効である。

　グループに対して，目標設定の原則について説明すること。4つの基本的なステップがある。

ステップ1

　目標を設定する。ここでは，対象者が達成したいと思うことの短いリストを作成する。リストは1カ月〜3カ月といった短期間のもの，もしくは6カ月〜12カ月といった中期のものがよい。リストを作成したら，その優先順位も決めるべきである。対象者は1度に1つの目標に取り組むべきであり，まずはもっとも容易な目標，もしくは最も緊急度の高い目標を選んで取り組む。目標の中には，対象者のパートナーや身内，ケア提供者といった他者が関係していることがあり，そのような場合には，目標設定を助けるためにこれらの人々の協働的なかかわりを求めることになるだろう。

ステップ2

　目標を操作的に定義する。取り組む目標を定めたら，その目標をできるだけ具体的にするべきである。目標が一般的すぎると，達成することが難しくなるだろう。例えば「もっと一生懸命取り組む」という目標は定義することが難しく，「1日2時間はコンピュータの講習を受ける」というように，より具体化されるべきである。その後，どのようにその目標を達成するかという

簡潔なアクションプランを作成する。このアクションプランは1，2段階のステージに分けられることもあれば，より細分化されたステップから成るかもしれない。

目標の達成度についても測定可能にしておくことが有用である。そのため，成功の度合いの測定方法も目標設定に組み入れられるべきである。アクションプランが実行されたかどうかについて日記やチェックリストを継続してつけることなどが一例である。このステップの最後にすべきことは，目標達成について，特定の時間枠を与えるようにすることである。つまり，現実的に成功が達成されそうな期間を設定するということである。時間枠が決まれば，目標設定の達成度合いについて例えば1週間や1カ月，3カ月といった時点で，適宜，見直すことができる。

ステップ3

計画を実行する。特定の目標を明確にし，簡潔なアクションプランを作成し，目標が達成可能で測定も可能であることを確かめ，いつ振り返りを行うかも決めたら，次のステップは計画を実行することである。

ステップ4

成功の度合いを評価する。振り返りに割り当てられた時期が来たら，その目標がどのように測定され，どのように実行されたか，またどのくらい成功したかということを吟味することで振り返りを行うべきである。もし目標が十分に達成されていたら，そのことは十分に評価されるべきである。もし目標達成が不十分ならば，その理由を振り返るべきである。もしかすると目標が非現実的で，より小さな達成可能なステップに分ける必要があったのかもしれない。もし進歩がまったくないのであれば，動機づけや，目標が本人にとって重要なのかどうかといった別の問題に取り組む必要があるかもしれない。

配布資料3「目標設定（例）」に書いてある例を通してこのプロセスを説明すること。

クライエントは，ファシリテーターの援助のもとで，自分の目標を吟味し，計画を作成する機会を与えられるべきである。個々の目標はワークシート1

「目標設定」を使って文書化することができる。そして，設定された時間の枠内で計画を振り返り，適宜，賞賛や励ましや援助を行うようにすること。目標設定は継続的なプロセスであり，現在のゴールが達成されている最中に新しい目標を設定し，アクションプランをたてることもできる。

目標設定やその他の問題解決志向の介入でよく取り上げられる領域は，下記のとおりである。

1　家族―不和やいら立ち，欲求不満について
2　住居―住んでいるところの問題，他者と生活することについて
3　家計―借金やローン，年金その他の給付金システム，お金をかせぐこと
4　娯楽／社会関係―活動，気晴らし，リラクセーション，社交の場
5　雇用―教育，求職活動，仕事のスキル，同僚との人間関係
6　対人関係の問題―社会的役割，ケア提供者／専門家との関係,社会的機能
7　日常生活―移動，買い物，料理

ストレスに対処する

ストレス脆弱性モデルは，脆弱性を持つ人にかかるストレスが増加すると，再発のリスクが増加することを予測している。急性期のエピソードは，主として環境的なストレッサーから成る挑発的なできごとが引き金となって引き起こされることも指摘されている。もしその人が遺伝やそのほかの素因によって脆弱性を持つならば，低いレベルのストレスでも再発を引き起こすには十分ということになる。しかしながら，人は将来の潜在的なストレッサーに適応し，ストレスに対する過敏性を減らすことを学ぶことができる。

ストレスを同定する

メンタルヘルス上の問題に対処しているときに，さらにそれ以外のストレス源を同定することは難しい。社会的状況に効果的に対応する能力や有効な援助を求める能力が減弱してしまっていることで，外的ストレッサーの影響はしばしば増幅される。

グループに対して，効果的なストレス対処の第1歩は，ストレス源を正確

に同定することであると説明すること。ストレスがどこからくるのかについての議論をリードし、グループに対して一般的または個人的な例を出すよう求める。回答はフリップチャートに列挙する。同定されたストレス源は、主に「対人関係」「日常生活上の問題」「ライフイベント」の3つに分類される可能性が高い。この点についてグループに指摘する。クライエントに配布する前に、配布資料4「ストレッサーを見極める」で提供される情報について話すこと。

ここで留意すべきは、外的なストレス源の主な3領域に加えて、内的なストレッサーを同定することもまた重要であるということだ。これは、自分で自分に「プレッシャーをかける」ことにつながるような個人的な考え方のスタイル、姿勢、信念のことである。例としては、「私はいつも物事を上手にやらなければならない」といった完璧主義的な考え方や、「もし間違ったら、ばかに見えるだろう」といった他者からの評価に対する過剰な心配が挙げられる。これらの不適応な思考パターンのうちのいくつかは対人関係スキルのセクションで既に同定されているかもしれない。

クライエントは、彼らが現在のストレッサーを明確にすることを助けるワークシート2「自分にとってのストレッサー」を完成する際、ファシリテーターから援助を受けるとよいだろう。ワークシートは主なストレスの領域のそれぞれについて詳細にカバーしているので、記入に際してはおそらくファシリテーターからの個別のガイダンスが必要になるだろう。

ストレスをモニタリングする

グループに対して、私たちが経験するどのような変化もストレスになりうることを説明すること。ネガティブな変化と同様にポジティブな変化においても、私たちは新しい状況に適応することを求められる。これらのストレスのレベルは変動するため、ストレスの増減やそれが私たちに与える影響に気づくことが重要なのである。もし、私たちが自分のストレスレベルをモニタリングすることができたら、効果的な対処方略によってストレスに対応する際の役に立つだろう。

ストレスをモニタリングするには、主に2つの方略がある。1つ目はストレッサーの変化をモニタリングすることであり、2つ目はストレスの影響に

ついてモニタリングすることである。

　現在のストレッサーをうまく同定したら，クライエントにそうしたストレッサーの変化についての簡単な日記をつけることを促すとよいだろう。ある一時点で2，3の主なストレッサーが影響をおよぼしていることがありがちなので，それぞれをたどることで，ストレスを減らすための対処行動が必要になった場合に分かりやすくなる。ストレス追跡の例が配布資料5「ストレスの追跡(例)」に示されている。この配布資料をグループに配布し，どのようにストレス追跡に取り組むのか説明すること。どのくらいのモニタリング頻度が最も適切なのかは，同定されたストレッサーのタイプによって決まる。お金に関する心配のようなより持続的なストレッサーの場合にはチェックする頻度は少なくなるし，母親との口げんかのようにストレスレベルに大きな変動が見られるようなことならより頻度高くモニタリングすることになるだろう。ストレスをたどることは，(ストレスの)起こりうるパターンを同定することを可能にし，これらのストレッサーの予測可能性を高めることを助ける。もし母親との口げんかが(母親との)1対1の話し合いのときに起こり，家族会議のときにはそれがないなら，このことは解決のために取りうる行動を同定することに役立つ。同様に，もしお金に関する心配のように持続的なストレスの場合には，このような問題を優先して，解決に取り組んでみる必要性が強調されるだろう。これらの例を用いたあと，ある種のストレスは突然で予期しないものであるが，ほとんどのストレスは予測できることも指摘する。例えば，うるさい近所の住人が多くのストレスを週末に引き起こすことは予想できることである。もしかすると彼は月曜日から木曜日までは働いているかもしれないし，木曜日に給料がはいったあとお祝いをしているのかもしれない。ストレスを予期することは，クライエントがそのストレスに対して準備することやその影響を減らすために行動を起こすことに役立つ。このような状況で使うことができる問題解決の戦略をグループに思い出してもらおう。

　クライエントは自分のストレス追跡のモニタリング方法を適切に組み立てられるように援助されるべきである。

　ストレスの予期を助けるために，次の3カ月間に起こることが予測できるあらゆるストレスについてリストを作るようにグループに求めなさい。コラ

ム5にはその例を挙げた。

コラム5　ストレスの予測（例）

病棟を移る
友達が休暇で出かけてしまう
仕事を始める
母の命日
妹の入院
クリスマス
薬物療法の変更
新しい精神科医
家族会議

　第2のストレスモニタリング方略には，身体的，心理的あるいは行動的な反応の変化に気づくことで，個人的なストレスへの自覚を高めることが含まれる。ストレスに対する自分の反応をきちんと自覚することは，自分がストレス状況下にあり，その影響を減らすために行動を起こす必要があると警告してくれる早期注意サインとしての役割を果たすのだということをグループに説明するとよい。クライエントに配布資料6「ストレスのサイン」を配布する。それぞれのサインについて十分に話し，特に自分にあてはまると考えられるサインについてワークシート3「私の個人的なストレスサイン」に記録するよう求めよう。

対処方略

　ストレッサーを同定し，モニタリングし，予測することは，それ自体で，ストレスの影響を低減し，特定の対処方略を強調することの両方について有用である。グループのメンバーがどのようにストレスに対処してきたかについて議論するよう促すこと。
　個人的な対処スタイルや方略について，グループで議論することは，うまくいっているやり方に光をあて，自己効力感を高める点で非常に価値がある。以前の似たような体験を持ち出して成功した対処について説明することで，一連の役立つ対処方略が明らかになってくる。提案されたすべての対処方略

を，フリップチャート用紙に記入するとよい。アルコールや非合法薬物の使用といった，役に立たない，もしくは潜在的に損害を与える可能性がある方略については，短期的・長期的な観点からポジティブな結果とネガティブな結果に関して議論されるべきである。この例を使って，つねに長期的な損害が，短期的な利得よりはるかに上回ることを示すこと。よく見られる個人的な対処方略をコラム 6 に列挙した。

コラム 6　ストレスへの対処方略（例）

友達と話す
寝る
薬をのむ
心理士と話す
援助を求める
リラクセーション
音楽を聴く
散歩する
問題解決を試みる
ネガティブな思考に挑む

ストレス対処のための一連の方略を提示すること。これらは配布資料 7「ストレス対処のための方略」に書かれているので，議論のあとに配るとよい。

積極的な対処はストレスによる影響を劇的に減らすことができる。対処を維持し，これらの方略をクライエントが使う可能性を高めるために，対処記録の作成を助けることは有用である。対処記録は単純で記入しやすいものがよく，対処が成功していることを示したり，ポジティブフィードバックを与える機会とするために定期的に見なおすべきである。例は配布資料 8「ストレスへの対処記録（例）」に示した。ワークシート 4「ストレスへの対処記録」を渡す前に，これを使ってクライエントに説明すべきである。ストレス対処に関するセクションの仕上げとして，主要な学習のポイントを要約し，質疑応答を行うこと。

陰性症状に対処する

陰性症状とその見極めについて再び説明すること。統合失調症の陰性症状は次の領域（認知的，社会的，教育的，職業的，あるいは個人特有の機能）の1つ以上の喪失や低下によって定義されるということを参加者に説明する。一般的な陰性症状のリストはコラム7に示した。

コラム7　一般的な陰性症状

感情を感じたり表出する能力の低下
集中力低下
情報処理速度の低下
言語能力の障害，例：言語検索の困難，貧困な発話
活力の低下
嗜眠
活動を楽しまなくなる
意欲のなさ
自発性がなくなる
セルフケアの低下
社会性の低下
強い関心の喪失

統合失調症の「陰性症候群」で表面化する困難のタイプというのは，抑うつ，抗精神病薬の副作用，陽性症状の体験の結果生じる影響などに結びついた困難と類似している。現在の困難の詳細なアセスメントと理解は，社会的ひきこもりや，やる気のなさといった症状の性質と程度を明らかにする。これは問題の原因，経過，先行要因とその結果を確かめるのに役立つだろう。より詳しいことについてはパートⅡとモジュール1を見ること。個々のアセスメントと探索は，問題が抑うつ気分に関連したものか，薬の副作用によるものか，統合失調症の陽性症状に対する反応としてのものなのかをはっきりさせるのに役立つ。自分史分析や気分チャートなどはこの目的に役立てられるだろう。統合失調症と診断された人が出会うこうした困難への介入は，病因学的には異なっていても示される問題という点で類似性の高いうつ病の人

への認知行動療法が取り入れられている。

低活動性，意欲の喪失，社会的ひきこもりに対処する

参加者に対して，陰性症状として記述されるような，彼らの過去や現在における困難の経験を出すように言おう。そうした困難は3つの領域（低活動性，意欲喪失，社会的ひきこもり）に分類されるだろう。これは最も一般的に言及される問題で「3大症状」と呼ぶことができる。

以下のような質問を用いて，陰性症状の結果として個人やその周辺の人に何が起こるかを引き出す。「1人で自分の部屋に座っていると（ここには，そのほかの状況例や困難を入れてもよい），どんな気分になりますか」「あなたが……するとき，ほかの人はどんな反応をしますか」「以前には楽しんでいたことであきらめてしまったことは何ですか」「もう～でなくなったら，どんな変化がありますか」

こうした問題が引き起こす結果はたいてい，自尊感情の低下，絶望感，罪悪感と困惑を伴う。また，その人の行動を怠惰なためだと誤解するために不満と批判を表出するなど，しばしば周囲の人の否定的な反応を引き出す。

対処できないと感じ，活動レベルが減り，疲労感と絶望感，エネルギーの欠如を感じるというネガティブな悪循環のわなにはまるのはたやすいことなのだと説明する。この生理的な変化は，「以前できたことができない」「自分は何にもする気になれない」「何をするのもあまりにも大変だ」というように自分を無力化する考えをしばしば伴う。活動しないことによって楽しんだり活動に参加したりする機会を逸し，したがって肯定的な強化を受ける機会を逃してしまうことを説明する。低活動性とやる気のなさは活動スケジュールや報酬を用いた行動変化を用いて実際的に対処することができる。自分の思いこみを検証して対処するための自己教示をするなど，思考の変容によって心理学的にも対処することができる。

行動すればするほどより行動したくなるという場面を示す例をグループに尋ねる。例えば，エクササイズの後には元気になるし，いやな雑用もこなした後には満足感を感じる。逆に，ほとんど何もしなかった結果，例えば1日ベッドの中にいて，もっと疲れてやる気がなくなった，というような例を尋ねる。

活動スケジュール

　活動スケジュールは自発性を高め，活動性の低さを改善させるのに特に有効である。活動スケジュールは特定の時間枠内で行う具体的な行動の記録であり，毎日の活動を増して改善するための基礎として使われる。活動スケジュールには6つのステップがある。

1　少なくとも1週間，1時間ごとに活動スケジュールを続ける
2　どんなパターンや関心のポイントがあるかチェックする
3　活動性の低さが自分自身やほかの人にもたらしている結果を調べる
4　認知に挑む
5　活動を増やすために簡単なアクションプランを作成する
6　翌週は新たに活動スケジュールを完成させる。今回は，「達成度と満足度 Mastery and pleasure」評価と新しい目標活動についてのスケジュールを立てながら行うこと

　活動スケジュールの利用については配布資料9「活動スケジュール：ジョン」を使って示すことができる。この配布資料を順にたどりながら，6つのステップを説明し，それぞれのポイントを理解しやすく説明する。
　達成度（mastery）の評価は活動から得られた達成感を計るもので，10点法で評価される。1＝達成感無し。10=非常に強い達成感。
　満足度（pleasure）の評価は活動から得られた満足感を計るもので，10点法で評価される。1＝満足感無し。10=非常に強い満足感。
　目標の活動はやれそうなものから少しずつであるよう気をつけることが重要である。変化は段階的に取り入れ，新しい活動は一定の間隔をおいてから取り入れるべきである。達成度と満足度の評価をすることは，選ばれた活動がたしかに達成感と満足度の増加につながるという認識を強化する。もしそうでなかったら変更しよう！　考えうる活動は広範囲にわたる。例えば社会的なもの，創造的なもの，娯楽的なもの，教育的なもの，職業的なものなどがある。よい変化を強化するために毎週活動スケジュールを見直そう。どんな問題点も「解決」し，代替案を話し合う。快い活動を選ぶのを援助するた

めに，配布資料10「楽しめる活動（例）」には一般的な活動のリストを示した。ワークシート5「活動スケジュール」は，記入できるようになっている。

社会的ひきこもり

自発性と活動レベルを拡大するのに役立ったように，活動スケジュールのプロセスは社会的交流が必要な活動を計画することによって，社会的ひきこもりを減少させるのに有効である。

社会的ひきこもりには段階的エクスポージャーを使うこともできる。エクスポージャー法では，本人にとって階層レベルが増すごとにより挑戦を要するように目標の階層表を作る。階層は，段階的に社会的交流に費やされる時間を増やしたり，社会的な接触の種類や社会的な活動の範囲を増やしたりする。参加者に対して，段階的エクスポージャーが個人個人の目標に基づいた活動を徐々に増加させるのにどのように役立つのかを説明しよう。階層表の意図は困難度が徐々に増すことによって，その人の能力を段階的に増やしていくことにある。次の段階に移る前に，1つの段階に成功し，かつそれが安

コラム8　段階的エクスポージャーのための階層表

友だち（リン）と話す
↓
姉（マリー）に電話をかける
↓
マリーを1時間訪問する
↓
自宅でリンとお茶を飲む
↓
喫茶店でリンとお茶を飲む
↓
マリーと自宅で食事をする
↓
マリーとレストランで食事をする
↓
外出してマリーの家に行く
↓
夕方にリンと外出する

定化されなければならない。階層表の例をコラム 8 示した。フリップチャートに順番に次のレベルを書き加えながら，グループに示すとよいだろう。

クライエントは各自の社会的交流の目標を達成する方向で，自分自身の階層表を作成するように援助されるべきである。

薬物療法

統合失調症と診断された人が抗精神病薬をのむと，その先 1 年間に急性期や再発を経験するリスクは 60-70％減少する (Johnson, 1993)。一般的に"維持"薬は症状の再燃を予防するために処方されている。抗精神病薬をのみ続けた人とのまなかった人を比較した研究のレビューでは，薬をのんでいた人では平均 10 カ月で 15％が再発したのに対して，薬をのまなかった人は 53％が再発していた (Gilbert et al, 1995)。しかし，医師が抗精神病薬をのむことが有益であろうことを説明し，処方されている本人も服薬すべき理由を分かっていたとしても，約 3 分の 1 の患者が統合失調症の予防的な薬物療法を遵守しないのである。

本セクションでは，次の点に焦点を当てる。

- 薬をのむこと，のまないことに関する本人の個人的経験を理解すること
- 抗精神病薬の作用と副作用について知識と理解を深めるために話し合うこと
- 薬物療法に対するアドヒアランスを高めるために，処方する側とされる側との治療同盟を改善する介入

精神科の患者は彼らの意志に反して薬物療法を受けることがある。多くの患者は精神保健法（Mental Health Act）のもとで拘束されている間に，不本意な薬物療法を経験しているかもしれない。そのため，統合失調症と診断された人々が，処方された薬を実際にどのくらい服用しているかについて隠しだてせずに率直になっていいものかどうかを心配するのは驚くことではない。それゆえ，例えば処方医のアドバイスに反して薬を減らしたりやめたりしてアドヒアランス不良の状態にあることを表明してもよいような状況を作

ることが重要である。打ち明けやすさの基盤になるのは，信頼できる治療関係と協働関係が作られて維持されていることだろう。さらに打ち明けやすさはアドヒアランス不良をその場で扱う話題として設定し，その理由を検討することによって積極的に改善できる。

処方薬へのアドヒアランス不良を理解する

以下のことを参加者に伝える。精神科的ニーズのある者だけでなく，すべての患者にとって，処方された薬をのむことが本人にとって一番よいことであり，薬をのまないことは有害なことだろう。したがって，一般的に人は処方通りに薬をのむことをおぼえるであろうとみなされている。というのも，薬をのめば具合がよくなり，飲まなければ具合が悪くなるからである。しかしながら，起こりうる結果は2つしかない。図5の表をフリップチャートに書き示そう。(ⅰ)患者は薬をのみ，具合がよくなる。(ⅳ)患者は薬をのまず，具合が悪くなる。ほかにも起こりうる結果が2つある。1つ目は，薬が問題の治療に十分役立たず，症状がそのままだったり，副作用で具合悪くなることだ。この結果を「(ⅱ)患者は薬をのむがよくならない。不十分あるいは無効な治療」と表に書き加える。もう1つの起こりうる結果は，薬物療法に従わず，服薬をやめたり量を減らしたりして，調子がよくなるというものだ。これも表に「(ⅲ)患者は薬をのまず，具合がよくなる」と書き加える。これは適切ではない診断や過剰処方によって生じるかもしれない。(ⅱ)(ⅲ)の経験は，その後の処方薬へのアドヒアランスに影響するだろう。

参加者に抗生物質のような処方薬についての彼らの経験を聞いてみる。

		治療目標	
		達 成	達成せず
アドヒアランス	良好	(ⅰ)患者は薬をのみ，具合がよくなる	(ⅱ)患者は薬をのむがよくならない。不十分あるいは無効な治療
	不良	(ⅲ)患者は薬をのまず，具合がよくなる	(Ⅳ)患者は薬をのまず，具合が悪くなる

図5 アドヒアランスとその結果

ファシリテーターは，自分自身の経験をあげてもいい。よくあるパターンとして，例えば耳の感染に対して10日分の抗生物質を処方されるように，一定期間の治療処方を受ける。最初のうちこそアドヒアランスは高いが，大抵3,4日後には症状が軽減して，薬を最後までのみきることはない。ときには早まった服薬中断が症状の再燃をもたらす。一般的な疾患の薬物療法に対する典型的なアドヒアランスは，約3分の1が完全なアドヒアランス，3分の1が部分的なアドヒアランスで，3分の1はアドヒアランス無しとなる (Sackett and Haynes, 1976)。人は，自分から何らかの主訴をかかえて受診したときの方が，例えば高血圧またはコレステロール値の検査後に治療をするように言われるようなときよりも，処方に従う傾向があることを指摘しよう。長期間服薬することが求められる病気や慢性疾患は，疾患にかかわらず同程度のアドヒアランス不良率を示すようだ。ファシリテーターはコラム9に示したように，各疾患名と処方された薬に対するアドヒアランス不良の割合をフリップチャートに書き出すとよい。

コラム9　慢性疾患における服薬〈非〉遵守率

結核，37%
ハンセン病，32%
糖尿病，42%
心不全，42%
てんかん，37%
関節炎，32%

出典：Wright（1993）

参加者に，統合失調症の処方薬に対するアドヒアランス不良の割合がどのくらいだと思うか聞いてみよう。割合は33%だということを明らかにする。ほかの長期にわたる問題との類似点について話しあい，アドヒアランスというものが「病識」や，精神的健康などに関係しているのではなく，おそらく，一般的な慢性疾患と共通する要因によって起こるのだということを示唆する。

アドヒアランス不良の話の流れの中で，参加者は一般的に処方薬へのアドヒアランスがよくない理由を考えてみるよう促される。その理由はフリップチャートに書き出されるとよい。典型的な理由はコラム10に示した。

パートⅢ　心理学的介入プログラム　163

> **コラム 10　薬を処方通りにのまない理由**
> 症状がなくならない
> 薬物の副作用があるから
> のみ忘れる
> 症状がなくなった
> 薬代がかさむ
> 医師が信用できない

　なぜ人々が抗精神病薬服用に同意しないのかというそのほかの理由について，参加者が話し合うようにし，個人の問題や経験も記述する。以下の点をカバーする必要がある。

● 薬物療法の主観的体験

　アドヒアランスの良い人と悪い人を区別する因子を調べた大規模研究(Hogan et al, 1983)では，アドヒアランスを予測する最も重要な因子はその人の薬についての主観的体験であるということがわかった。主観的な体験は「普通に近い感じがする」「考えがはっきりする」「よりリラックスした感じがする」というように肯定的な場合もあれば，「ゾンビみたいな感じ」「疲れてだるい感じ」「何かすることがもっと難しくなる」というように否定的な場合もある。したがって，処方薬をどのように感じるかは，副作用に関わりなく，その人が薬をのみ続けるかどうかに大きな役割を果たす。興味深いことに，神経遮断薬に対する肯定的な主観的体験はアドヒアランスの最も重要な予測因子で，分散の 59.8% を説明していた。否定的な主観的体験の説明率は 11.7% で，他の 5 つの因子が残りの分散を説明していた。

● 健康に関する信念

　診断に対する意見の不一致がアドヒアランス不良の因子であることは驚くことではない。人は自分が病気だと信じないほど薬物療法に従わない(Marder et al, 1983)。関連を支持しない研究もあるが，疾患の否認と重症度がアドヒアランス不良に関連していることを示した研究もある。

● 薬物療法への態度

　「薬をのむのは病気のときで，健康なときではない」というような健康

についての信念は，特に薬で緩和される病気の人においては，薬物療法のアドヒアランスに大きく影響する。統合失調症とそのほかの医学的問題におけるこの信念の関係を調べることはアドヒアランスを向上させるのに役立つ。薬をのみ続けることで再発を予防でき，「よくなった」と思っても薬をのみ続けることが大切なのだという，抗精神病薬の「維持的な」役割を伝えることも有効だ。

● 処方医との関係

興味深いことに，抗精神病薬に対するアドヒアランスは治療者が患者に好感を持ち，薬物療法に信頼を置いていることにも関連していることが明らかになっている（Barofsky and Connelly, 1983）。副作用に対する患者の心配に対応しないこともまた，統合失調症の人のアドヒアランス不良と関連している可能性がある（Babiker, 1986）。薬をのむように圧力をかけられているように感じるのと，自分の自由な意志で薬をのむのとでは，やはりアドヒアランスに影響が出がちである。

● 家族／友人の信念

結婚していたり一緒に住む家族がいたりして，その家族に受け入れられ支えられている場合には，アドヒアランスが高いことがわかっている。薬をのむことを「監督」できる支持的な友人や家族と住んでいる人はアドヒアランスがよい（McEvoy et al, 1989b）。

● 薬物の副作用

副作用には錐体外路症状，鎮静，振戦，気分変調，性機能不全，体重増加などが含まれる。時折人々はやる気のなさや気分変調を誤って薬の副作用に起因すると考える。そうしたケースでは，アドヒアランスを行動実験として提示し，薬物を処方通りとることでそうした症状がよくなるか，同じままか，悪くなるかを調べてもよいだろう。

この話し合いに続けて，配布資料11「アドヒアランス不良の理由」が配布される。

クライエントは個人あるいはペアになって，アドヒアランス不良の個人的な理由があるかを調べる。彼らにアドヒアランスを向上させるであろうものを挙げるように求め，それはワークシート6「薬物療法へのアドヒアランス」

に記録してもらう。

> 多くの治療者は，アドヒアランス不良や治療での失敗の原因を，彼ら自身の方法や患者との関係，患者にとっての治療の意味を再検討してみることよりもむしろ，患者の「慢性的な特徴」や人格的な特徴に帰属するように訓練されている。より平等な治療同盟の中でそのような再検討を行うことは，患者に非常に大きな利益をもたらすであろう。
>
> (Piatkowska and Farnhill, 1992)

統合失調症に処方された薬を使用する経験

The National Schizophrenia Fellowship と MIND, Manic Depression Fellowship は重篤な精神疾患の治療で薬物を用いる人の視点を探る大規模調査研究を行った。その結果，2663人の回答を元に，2つの報告書が出された。「選択の問題　A Question of Choice (2000)」と「それはよくあることだよ　That's Just Typical (2002)」である。後者は人々が統合失調症向けの抗精神病薬を服用した経験に焦点を当てている。そこでわかったことは以下に簡単にまとめてある。これを利用してクライエントと抗精神病薬服用の体験について良い体験も悪い体験も含めて，話し合うとよいだろう。

- ハロペリドールやクロルプロマジン，Stelazine といった定型抗精神病薬を処方された人は，clozapine やオランザピン，リスペリドンといった非定型抗精神病薬を処方された人に比べて，薬の選択肢を与えられていない傾向があった。
- 定型抗精神病薬を処方された人は，主治医の知らないうちに，あるいは主治医の援助を受けることなしに服薬を中断している率が有意に高かった (47%)。非定型抗精神病薬を処方された人においては同様のことは3分の1強で生じていた (35%)。服薬中断の主な理由は副作用であった。
- 定型抗精神病薬の最も一般的な副作用は以下のとおり。内的不穏56%，活力の低下53%，筋肉の振戦48%，体重増加46%，筋痙攣40%，眼球への影響38%，性機能不全35%。

- 非定型抗精神病薬の最も一般的な副作用は以下のとおり。体重増加48%，活力低下33%，内的不穏23%，性機能不全20%，眼球への影響18%，筋肉の振戦13%，筋痙攣6%。新薬は従来薬に比べて，不快な影響が少ないようだ。
- 情報の量と薬物の処方への積極的参加が，かなり少ない。起こりうる副作用について書面化された情報を受け取っていた患者はたった50%しかおらず，30%は自分たちの薬についてのどんな話し合いにも参加していなかった。
- 個々人は薬の効果について良い面も悪い面も異なった形で経験しているが，薬に対していくつか一般的な見解があった。この調査では「これまで服用した中でどの薬が一番良くて，どの薬が最悪でしたか？」と尋ねている。上位3つはオランザピン175人，clozapine141人，リスペリドン107人で，下位3つはハロペリドール344人，クロルプロマジン256人，Stelazine103人だった。

薬物療法に対するアドヒアランスを援助する

臨床実践を向上させて，アドヒアランスを改善することは，精神保健の専門家である私たちの責任である。加えて，クライエントの積極的参加と協力が不可欠である。最低でも患者は以下のことを提供されるべきである。

1 処方された薬についての起こりうる効果と副作用についての文書
2 利用できる薬剤選択について説明を受けた上での選択
3 定期的な薬物療法の振り返りと，効果と副作用について処方医と話し合う機会
4 最初の選択が意にそわなかった場合，ほかの薬を試してみることの選択
5 薬の増量，減量，交替のどんな意思決定にも参加すること

処方記録を使うことで，処方された薬について振り返り，その効果と副作用をクライエントと一緒にはっきりさせることができる。分かっている範囲で薬の中断と変更をクライエントの自分史の中に書き出すことは，彼らが自分の服薬の歴史と薬の効果について思い出す上で役立つ。アドヒアランスを

向上させるための検討領域を以下に示した。

アドヒアランス向上のためのチェックリスト
1 知識―クライエントの知識を確実にする
　―薬物療法の目的
　―期待させる効果
　―起こりうる副作用
　―予測される服用期間
　―正しいやめ方
　―薬物相互作用
　―薬をのむ時間と服用量
2 態度／信念
　―薬はクライエントに役立つか？
　―薬の長所は短所を上回るか？
　―クライエントは薬をのむことに圧力を感じているか？
　―薬物療法に対して何か心配を持っているか？
　―自分が「病気」だと思っているか／医師に同意しているか？
　―担当医を信用しているか
　―もし服薬をやめたら，何が起こるだろうか？
3 主観的経験―服薬下でクライエントはどう感じているか
　　例　　眠たい　　　　　　　緊張した
　　　　　「薬づけ」　　　　　 集中できる
　　　　　より「普通な感じ」　 より社交的
　　　　　より落ちついた　　　 体調不良
　　　　　焦燥感　　　　　　　 もっとはっきりと考えられる
　　　　　疲労感　　　　　　　 孤立した
　　　　　リラックスした

クライエントと薬物療法のチェックを行う際に考慮する要因はコラム 11 に示した。薬物に対する態度についての正式な評価には Drug Attitude Inventory（Hogan et al, 1983）も利用できる。

どの患者も，理想的には1種類の抗精神病薬で，1日1回の服用で済むように処方されるのが望ましい。

(Maudsley Prescribing Guidelines, 2001)

　統合失調症のための薬理学的治療の最良の実践についての詳細な勧告はNational Institute for Clinical Excellence Clinical Guidelines (NICE, 2002) に記載されている。ここには，初回エピソード／早期介入の薬物療法；急性期エピソード時の薬理学（抗精神病薬の選択を含む）；服用量と具体的な注意事項；急性期後および回復期の薬物療法について書かれている。

コラム11　薬物療法の振り返り

- 薬物療法についての現在の経験
    - 良い影響
    - 悪い影響
    - 主観的経験
- 初めての服薬経験
    - 肯定的側面と否定的側面
- アドヒアランス不良だった時期
    - アドヒアランス不良の理由
    - 精神的健康への影響
- 「薬なし」の実験（あるいは「休薬日」）
    - 精神的健康への影響
- 処方薬の変更
    - 変更の理由
    - 精神的健康への影響
    - 多剤の影響
- 薬物療法の肯定的経験
    - 何がどのように役立ったか
- 薬物療法の否定的経験
    - どの薬が合わず，どのように合わなかったか
- そのほかの治療への薬物療法の影響
    - 心理学的介入
    - 入院治療への影響
- 身体的な健康についての配慮
- 分かるなら詳細な服用量と服用法

問題解決戦略（2の1）

　問題解決には7つのステップがあります。これは、あなたが効果的に問題解決できるようになるのに役立ちます。

ステップ1：問題を定義しよう
　問題解決を試みる前に問題が何かを正確に理解することが重要です。問題はあなたが今どこにいて、どこに行きたいか、または、今の状況はどんな状態で、どうなってほしいと思うかを自分に問いかけることによって明確にすることができます。問題を十分理解することなく、解決策に飛びつくことがないようにしましょう。

ステップ2：立ち止まって考えよう
　判断をする前に、問題についてとことん考えることは、より良い判断に役立ちます。すべての情報を考慮にいれて、それについて熟考することは衝動的な行動をとることを止めてくれます。

ステップ3：情報を集めよう
　良い判断のためには、できるだけ多くの情報をも持っていることが重要です。最良の情報源は専門的知識を持ち、利害関係のない相手です。

ステップ4：選択肢を考えよう
　解説策の選択肢をいくつか考えてみましょう。「ブレインストーミング」をしたり、周囲の人に考えを聞くこともできます。

ステップ5：結果について考えよう
　すべての決断には、長所と短所があります。判断を下す前にすべての長所と短所について熟考することが重要です。

（次頁に続く）

〈モジュール4　配布資料1〉

問題解決戦略（2の2）

ステップ6：計画する
　あなたの決断を実行する前に，どのようにしたらもっとも効果的に実行できるのか計画を立てましょう。

ステップ7：実行する
　あとは実行あるのみです！

〈モジュール4　配布資料1〉

対人関係能力を高める（2の1）

　自分自身に語りかける言葉や感情は，あなたの対人関係スキルに大きな影響を及ぼします。感情をコントロールし，人とのやりとりをポジティブに考えることは，社会的場面でうまくやれる可能性を高めてくれるでしょう。

成功のための6つのストラテジー

1　ポジティブな自己教示
　　これは，自分や状況について感じ方をよくするために，自分自身に言えることです。例えば，「本当によくやっている」「できる！」「これは得意だ」といったような言葉を使って「言葉で自分の気分を上向きにすること」を練習してください。

2　思考を切り替える
　　自分自身や自分の振る舞いについてネガティブに考えてしまったら，それを合図にしてもっとポジティブな考えに切り替えてください。あなたはあらかじめ用意されたいくつかのポジティブな自己教示を持っているでしょうから，あらゆる機会にそれらのポジティブな考えに切り替える練習をしてください。

3　ボディランゲージ
　　私たちが実際に使う言葉がメッセージの効果に及ぼす影響はたった7パーセントであることを研究が示しています。私たちのボディランゲージはメッセージ効果の55パーセントを構成しており，残りは私たちの声の調子や早さ，大きさなどで構成されています。しばしば何を言うかではなく，どんなふうに言うかが重要なのです。自己主張的な姿勢を練習しましょう。ついにはそれがごく自然に感じられるようになります！

（次頁に続く）

〈モジュール4　配布資料2〉

対人関係能力を高める（2の2）

自己主張的な姿勢は以下の要素で構成されています：
- 足：腰の幅ぐらいに離します
- 脚：まっすぐにのばす
- 腰：水平にして傾けない
- 手：リラックスした感じで下ろして
- うで：肩を引く
- 頭：上にあげて，自信のある態度で

4 「あたかも〜のような」振る舞い

　私たちはみな，自信を持った人々がさまざまな状況でどのように話し，振る舞うかを知っています。たとえあなたに自信がなかったとしても，「自信があるように振る舞う」ことはできます。この単純な方略はとても役に立つし，そのうちに自然になります。

5 こっそり行うリラクセーション

　誰にも気づかれずに，身体のリラクセーションを最後まで行うことは可能です。特に肩と首に注意を払ってください。もし肩があがっているようなら落として，頭を軽く後ろに傾け，首をリラックスさせてください。これはうでや脚といった主要な筋肉群で順次行っていくことができます。緊張している部位を解き放ってください。

6 呼吸と落ち着き

　呼吸に注意を向け，ゆっくりと安定した状態にします。「やすらぎ」とか「リラックス」という安心できるような言葉をイメージすることで，自分を落ち着かせてください。

〈モジュール4　配布資料2〉

目標設定（例）(2の1)

ステップ1：目標を設定する
今後数カ月の間にあなたが達成したいと思うことの簡潔なリストを作ってください。
　　よりよい住居を見つける
　　求職のためのスキルを学ぶ
　　いくらかお金を稼ぐ
　　もっと外出する

取り組むものを1つ選ぶ
　　「もっと外出する」

ステップ2　目標を操作的に定義する
目標を具体化する
　　なにか定期的にやることをしたい。そうすればアパートから外出するだろうし、楽しみにすることができる

アクションプラン
　　自分ができることすべてについてブレインストーミングする
　　地元の図書館に行って、できるものが何かを調査する
　　やれそうなものを1つ選ぶ
　　やってみる！

成功の度合いを測る
　　やるべきことのリストを作って、それが達成されるごとにチェックする
時間の割り当て
　　1カ月後に振り返りを行う

（次頁に続く）

〈モジュール4　配布資料3〉

目標設定（例）(2の2)

ステップ3　計画を実行する
　あなたのアクションプランを実行し，自分の進歩を記録，もしくは測定してください。
　　ブレインストーミング：
　　　エクササイズ教室，スポーツ活動，ダンスのクラス，ヨガ，
　　　趣味のグループ　例：写真，散歩，
　　　教育コース　例：博物学，天文学，コンピュータ，
　　　　　　　　　　　アサーティブネス

具体的なアクションプランのためのリスト	達成されたらチェック
ブレインストーミング	✓
図書館に電話して開館時間を調べる	✓
図書館に行く	✓
クラスやコース，地元グループに関して入手できる情報をすべて集める	✓
活動を1つ選ぶ	✓
必要に応じてさらに情報を集める 例：コースリーダーに電話する	✓
やってみる	✓

ステップ4　成功の度合いを評価する
　アクションプランとあなたが達成したことについて振り返ってください。
　　1カ月後には，アクションプランにあげたすべてのことが達成された。「ランブラーズ」という地元の散歩の会に入り，すでに2回参加した。素敵な人々と出会って，次回の散歩が楽しみだ。完全な成功だ！

〈モジュール4　配布資料3〉

目標設定（2の1）

ステップ1　目標を設定する
　今後数カ月の間にあなたが達成したいと思うことの簡潔なリストを作ってください。

　取り組むものを1つ選ぶ

ステップ2　目標を操作的に定義する
　目標を具体化する

　アクションプラン

　成功の度合いを測る

　時間の割り当て

（次頁に続く）

〈モジュール4　ワークシート1〉

目標設定（2の2）

ステップ3　計画を実行する
　あなたの行動計画を実行し，自分の進歩を記録，もしくは測定してください。

　　　　具体的なアクションプランのためのリスト　　　達成されたらチェック

ステップ4　成功の度合いを評価する
　アクションプランとあなたが達成したことについて振り返ってください。

〈モジュール4　ワークシート1〉

ストレッサーを見極める（2の1）

人間関係―だれとの？
- 家族
- 友人
- 専門家
- 職場

人間関係―何が？
　通常，対人関係がストレスになるのは，それによって出てくる感情や，誤解，「コミュニケーション」の問題があるためである。人々がしばしば人間関係に困難をおぼえるのは，以下のような経験をするときである。
　例：過保護，支配的，批判的，要求がましい，非協力的，議論好きな，過度に感情的な人間関係

人間関係―いつ？
　対人関係がつねにストレスであることはことは少なく，もしかすると，ほとんどのときはその人間関係をポジティブに感じているかもしれない。通常，人間関係にはストレスの「地雷」とも言うべきときがある。例えば，相手のあなたに対する期待とあなたのありようが一致しないときや，経済的な問題があるとき，個人的な習慣が周囲に嫌な思いを引き起こすようなときなどである。

日常生活における問題
　私たちの生活は複雑であり，日常的に周囲の人やストレスを引き起こすような状況に対処していかなければならない。たとえ現状では特定の状況に関連する問題がなかったとしても，問題が生じないようにしておくためには，「後れをとらない」ようにしていなくてはならない。例えば，支払いをしたり，書類に記入したり，手紙に返事したりといったことである。

（次頁に続く）

〈モジュール4　配布資料4〉

ストレッサーを見極める（2の2）

よくある日常生活におけるストレッサーの例：
- 住居／居住施設
- 経済的な問題／お金
- 仕事
- 社会生活／余暇活動
- 物理的環境（例えば，快適さ，騒音，便利な設備など）

ライフイベント

　特定のライフイベントは重大なストレスを引き起こし，近い間隔でライフイベントを経験すればするほど，効果的な対処が困難になることがよく知られている。

よくあるライフイベント
- 離婚やパートナーとの別離
- 近しい友人や親戚の死
- 雇用の変化
- 結婚
- 自分のケガや病気
- 引越しや居住施設を変えること
- 投獄や逮捕
- 近しい友人や親戚のケガや病気
- 妊娠や出産
- 経済状況の著しい変化

内的なストレッサー

　外的なストレス源からのストレスに加えて，私たちはしばしば，自分自身や自分と周囲の人とのかかわりについての自分の考え方によって，自分をストレス下においてしまう。

〈モジュール4　配布資料4〉

自分にとってのストレッサー（3の1）

配布資料4「ストレッサーを見極める」とあわせて使ってください。

人々との関係

だれと・何が・いつ

- ときにストレスを感じるのは誰との対人関係なのかを特定してください。

  _____
  _____

- その人間関係の何が最もストレスを引き起こすのかを特定してください。

  _____
  _____

- これらの対人関係において困難を引き起こす状況のパターンを特定してください。

  _____
  _____

日常生活における問題

- 以下の領域であなたが現時点で経験している困難があれば特定してください。
  住居／居住施設

  _____
  _____

（次頁に続く）

〈モジュール4　ワークシート2〉

自分にとってのストレッサー（3の2）

経済的な問題／お金
_____
_____

仕事
_____
_____

社会生活／余暇活動
_____
_____

物理的な環境（例えば，快適さ，騒音，便利な設備など）
_____
_____

ライフイベント
　過去12カ月以内に下記のどれかについて経験したことがありましたか？
- 離婚やパートナーとの別離
- 近しい友人や親戚の死
- 雇用の変化
- 結婚
- 自分のケガや病気
- 引越しや居住施設を変えること
- 投獄や逮捕
- 近しい友人や親戚のケガや病気
- 妊娠や出産

（次頁に続く）

〈モジュール4　ワークシート2〉

自分にとってのストレッサー（3 の 3）

- 経済状況の著しい変化
- そのほかの重大なライフイベント

_____

_____

内的なストレッサー
　自分自身にプレッシャーをかけてしまうやり方を特定してください。
- 時間が迫っている
- 自己批判的になる
- 外見を気にしすぎる
- 小さな問題について心配しすぎる
- 周囲の人が自分をどう思っているかについて気にしすぎる
- たえず周囲を競争しようとする
- 周囲の賛成や称賛や注意をほしがる
- 最悪のことが起こるだろうと考える
- 自分に過剰な要求を課す
- そのほか

_____

_____

_____

〈モジュール 4　ワークシート 2〉

ストレスの追跡（例）

主要なストレッサー

評価 0–10　0= ストレスは明らかでない，10= ストレスが非常にはっきりと存在する

1　母親とのけんか―毎日評価

月	火	水	木	金	土	日
10	1	10	2	2	2	10

2　経済についての心配―毎週評価

第1週	第2週	第3週	第4週	第5週	第6週	第7週
6	7	6	7	7	6	7

3　うるさい隣人―毎日評価

月	火	水	木	金	土	日
0	0	0	10	10	10	0

〈モジュール4　配布資料5〉

ストレスのサイン（2の1）

　私たちの身体や脳や行動はストレスに反応して変化します。そうした変化を利用して「早期注意サイン」に気がつくことにより，ストレス対する気づきを向上させることができます。早期注意サインに気づくことで，ストレスの影響を減らすために行動を起こすことができます。

身体的なサイン
- 疲労感
- 風邪や口内炎にかかりやすくなる
- 胸がどきどきする
- 吐き気
- 動悸
- 頭痛，片頭痛
- 筋緊張
- 速くて浅い呼吸
- めまい
- 下痢
- 発汗
- 赤面

心理的なサイン
- 集中力のなさ
- 決断できない
- 物忘れ
- まとまらない／混乱した考え
- ネガティブな思考
- 反芻
- 「強迫的な」考え
- 思考のエラーの増加

（次頁に続く）

〈モジュール4　配布資料6〉

ストレスのサイン（2の2）

行動的なサイン
- パフォーマンスの減退
- 明快なコミュニケーションをとるのが困難になる
- ミスの増加
- 攻撃性
- 泣くこと
- 活動亢進もしくは活動低下
- いらいら
- 社会的ひきこもりもしくは回避
- アルコールやタバコの摂取量の増加
- 過食もしくは食欲低下
- 不器用
- 不眠
- 性的関心の喪失

私の個人的なストレスサイン

身体的

心理的

行動的

〈モジュール4　ワークシート3〉

ストレス対処のための方略（2の1）

健康的なライフスタイル

　もしあなたが「元気がない」，疲れているもしくは健康ではないと感じるなら，さらなる問題に対処することはより難しくなります。あなたの健康であるという感覚を維持するために下記を試してください。

- 楽しめる活動のための時間を作る
- 健康的な食習慣を維持する
- 散歩や水泳，エクササイズ・クラス，サイクリングといった運動を定期的に行う
- 十分な睡眠をとる
- リラクセーションを優先させる

サポートシステム

　友人，親戚，同僚やそのほかの支援してくれる人々は2つの対照的な方法によってストレスの影響を減らす助けになってくれるでしょう。彼らはあなたの問題からの気ぞらしを提供し，ポジティブな決断をすることや問題に対する異なった視点を得ることを助けてくれるでしょう。「問題は分かち合えば半分になったも同然である」

目標設定

　何を達成したいのか，どのように達成するのか，そしてどのくらい成功したかを評価することは，あなたの人生に方向性とコントロール感を提供してくれるでしょう。

問題解決

　「放っておいても勝手に解決する」問題も中にはありますが，ほとんどの場合，そうは行きません。問題を同定し，アクションプランをたて，起こりる可能性の高い結果を見極めることは，考えをはっきりさせ，前向きな決断をするのに役立つでしょう。

（次頁に続く）

〈モジュール4　配布資料7〉

ストレス対処のための方略(2の2)

優先順位をつける
　問題に圧倒されているように感じると,どこから始めたらいいかわからないように思えることがあります。もしそうなら,優先順位をつけることから始めましょう！　もっとも緊急に解決されるべき必要がある問題やストレス源はどれなのかを決めると,問題を扱いやすくなります。ときには,もっとも分かりやすい問題から始めて,より複雑な問題に進んでいくことが,楽な場合もあります。いったん1つのことに成功を収めれば,次の成功はもっと手に入りやすくなります。

自己主張
　分かりやすく率直なコミュニケーションをとることで,あなたが自分のおかれた状況をどのように考え,どのように感じているかを周囲の人にわかってもらいやすくなります。効果的なコミュニケーションは,問題解決や問題を予防するためにしばしば最良の方法です。

ネガティブな考えに挑戦する
　ストレスにさらされているときには,破局視,最悪を予期する,全か無か思考や自己関連づけのようなネガティブな思考スタイルに容易に陥ってしまいます。なるべく客観に,現実的で生産的な方法によって問題を吟味するようにしましょう。

〈モジュール4　配布資料7〉

ストレスへの対処記録（例）

ストレス源	ストレス評価 (0-10)	自分の対処反応	その後のストレス評価 (0-10)
友達とのけんか	6	母親に事情を話した	2
自己批判的になる（自分を打ちのめす）	8	治療セッションで学んだ認知的対処方略を使ってみた	1
コンピュータの講座	7	自分の抱える困難についてチューターに話した	3
友人が訪ねてくる	9	自分を落ち着かせるような自己教示やリラクセーションをした	2
テレビの故障	5	テレビを修理人に渡す	0
同居人が部屋を散らかすこと	10	みんなが賛成できるような掃除当番を決めた	2

〈モジュール4　配布資料8〉

ストレスへの対処記録

ストレス源	ストレス評価 (0 - 10)	自分の 対処反応	その後のストレス評価 (0 - 10)

〈モジュール4　ワークシート4〉

活動スケジュール：ジョン（4の1）

ジョンは39歳の男性でグループホームに住んでいる。彼は最近とてもひきこもりがちで，多くの時間，1人でデイルームに座っている。自分から話すことはまれで，質問にもほんの一言しか答えない。

1　彼はまず，1週間の活動記録をつけた。これは最初の3日間の分だ。

	月	火	水	
9－10	朝食	朝食	朝食	
10－11	デイルームに座る	デイルームに座る	デイルームに座る	
11－12	デイルームに座る	デイルームに座る	デイルームに座る	
12－1	昼食	昼食	昼食	
1－2	テレビを観る	散歩に行く	新聞を読む	
2－3	手紙を書く	庭いじりに行く	庭いじりに行く	
3－4	デイルームに座る	デイルームに座る	デイルームに座る	
4－5	電話をかける	ラジオを聴く	ラジオを聴く	
5－6	夕食	夕食	夕食	
6－7	入浴	ラジオを聴く	Eさんと話す	
7－8	テレビを観る	部屋の片付け	洗濯	
8－9	テレビを観る	テレビを観る	テレビを観る	
9－10	テレビを観る	テレビを観る	テレビを観る	
10－11	寝る	寝る	寝る	

（次頁に続く）

〈モジュール4　配布資料9〉

活動スケジュール：ジョン（4の2）

2　1週間の活動記録を振り返って，ジョンは午後のほうが活動に参加していることが分かった。彼は他の人たちが思うよりもたくさんのことをしていた。

3　活動しないことからくる影響を検討する
　－空虚感，孤立感，閉めだされた感じ
　－ほかの人が自分にけちをつける，もっと動けという
　－読書・チェス・絵を描くことをやめてしまった

4　認知に挑む

出てきた考え	検討／挑戦
僕は人とうまく付き合えない	うまくやっていける人が1人か2人いる。ときどき，AさんやCさんと話すのも好きだ
もう，読書に集中できない	毎日20分読書をしてみたら，集中力を鍛えられるかもしれない
一緒にチェスをする人がいない	実は，誰にもチェスをしたいかどうか，聞いてみたことはなかった
何かしたところで何の意味があるんだろう。どうせ気分が良くなるわけではないんだ	これは必ずしも本当じゃない。少なくとも，前より気分が悪くなるわけはないんだし

（次頁に続く）

〈モジュール4　配布資料9〉

活動スケジュール：ジョン（4の3）

5　活動を増やすための行動スケジュール

　目標1：本を読むこと
　ステップ：
　　1　図書館に行く
　　2　好きな作家の本を見つける
　　3　毎日20分の読書をスケジュールに入れる

　目標2：チェスを1試合する
　ステップ：
　　1　Aさん，CさんあるいはEさんにチェスをしたいかどうか聞いてみる
　　2　チェスの試合をする時間を決める
　　3　約束した時間にボードを準備してチェスをする

　目標3：活動の達成度と満足度（MP）を評価する

6　次の週の活動スケジュールを立て，達成度と満足度（MP）の評価をし，新しい目標活動をスケジュールに入れる

（次頁に続く）

〈モジュール4　配布資料9〉

活動スケジュール：ジョン（4の4）

	月	火	水	
9 − 10	朝食 M2 P3	朝食 M3 P3	朝食 M3 P4	
10 − 11	デイルームに 座る　M2 P3	デイルームに 座る　M2 P2	デイルームに 座る　M2 P2	
11 − 12	ラジオを聴く M3 P5	デイルームに 座る　M2 P2	デイルームに 座る　M2 P2	
12 − 1	昼食 M4 P4	昼食 M4 P5	昼食 M4 P7	
1 − 2	テレビを観る M3 P4	テレビを観る M3 P4	読書20分 M6 P7	
2 − 3	デイルームに 座る　M2 P2	テレビを観る M3 P4	ラジオを聴く M4 P6	
3 − 4	デイルームに 座る　M2 P2	テレビを観る M3 P4	ラジオを聴く M4 P6	
4 − 5	図書館に行く M7 P7	ラジオを聴く M5 P6	ラジオを聴く M5 P7	
5 − 6	夕食 M4 P6	夕食 M4 P6	夕食 M4 P6	
6 − 7	読書20分 M5 P6	チェスをする M8 P9	チェスをする M8 P9	
7 − 8	入浴 M5 P6	テレビを観る M5 P6	入浴 M5 P6	
8 − 9	テレビを観る M3 P4	テレビを観る M4 P7	テレビを観る M4 P6	
9 − 10	テレビ・就寝 M3 P4	テレビ・就寝 M3 P6	テレビ・就寝 M3 P4	
10 − 11				

〈モジュール4　配布資料9〉

楽しめる活動（例）

スポーツイベント；例えば，サッカーの試合
読書
テレビ鑑賞
友人と会う
あったかいお風呂でリラックス
音楽を聴く
映画に行く
ゲームをする：例えば，ビリヤード，ダーツ，カードゲーム，チェス
ペットと過ごす
料理をする
散歩に行く
ピクニックに行く
乗馬に行く
釣りに行く
庭いじり
図書館に行く
行事
日帰り旅行
出前をとる
外食に行く
身体の手入れをする；　美容院に行く，マニキュアを塗るなど
買い物
スポーツやそのほかの活動をする；水泳など
音楽を演奏する
コンサートや劇場に行く
公園や郊外に行く
日曜大工
美術・工芸
コレクションする；切手や化石など

〈モジュール4　配布資料10〉

活動スケジュール

	月	火	水	木	金	土	日
9－10							
10－11							
11－12							
12－1							
1－2							
2－3							
3－4							
4－5							
5－6							
6－7							
7－8							
8－9							
9－10							
10－11							

〈モジュール4　ワークシート5〉

アドヒアランス不良の理由

- 薬物療法の主観的体験
    これはあなたが薬物療法をどう感じるかです。主観的体験は，肯定的なものかもしれないし（例：いつもの自分自身のように感じた），否定的なものかもしれません（例：疲れてだるく感じた）。

- 健康に対する信念
    薬は自分を病気にするとか，病気じゃないから薬はいらないということを信じているとしたら，それは恐らくアドヒアランスに影響するでしょう。

- 薬物への態度
    いったん具合がいいと感じたら，もう薬をのむ必要はないと思うかもしれません。でも，再発を予防するための「維持」薬については，この限りではありません。

- 処方医との関係
    主治医を信頼し，率直に，正直に薬物療法とその効果について話せるようになることで，処方された薬にもっと納得がいくようになるでしょう。

- 家族／友人の信念
    もし家族や友人があなたの問題に協力的で受容的で，薬物療法の効用について理解しているなら，これはあなたの薬物の利用にも影響を及ぼすでしょう。

- 薬物の副作用
    ときに薬物療法は，強い疲労感や体重増加，ふるえなどの喜ばしくない副作用をもたらします。もしこうした症状が薬物によってもたらされているとしたら，薬の服用量を変えたり，副作用を減らす薬を加えたりすることが役立つかもしれません。

〈モジュール4　配布資料11〉

薬物療法へのアドヒアランス

もし……だったら，薬をもっときちんとのめるかもしれない。

（……の内容）

―――――――――――――――――――――――――

―――――――――――――――――――――――――

―――――――――――――――――――――――――

―――――――――――――――――――――――――

―――――――――――――――――――――――――

―――――――――――――――――――――――――

―――――――――――――――――――――――――

―――――――――――――――――――――――――

〈モジュール4　ワークシート6〉

モジュール5　全体のまとめ

モジュールの概要

- 導入
- 進捗状況の評価
- モニタリング用紙の振り返り
- 目的と目標の振り返り
- 統合失調症の病期の振り返り
- 防御因子の振り返り
- 将来の方向性

セッションの計画例

心理測定尺度の記入とフィードバック　　　　　　　　　（45分）	振り返り　　　　　　　（40分）
変化の評価のための個人面接とフィードバック　　　　　（45分）	対人関係に効果的な方略の振り返りと階層表の改訂　　（20分）
進捗状況の評価　　　　（10分）	ストレスマネジメントの振り返り　　　　　　　　　　　（20分）
アセスメントからの全般的なフィードバック　　　　　（15分）	プログラム評価用紙への記入　　　　　　　　　　　　　（10分）
モニタリング用紙の振り返り（20分）	未対処なままのニーズを見極める　　　　　　　　　　　（20分）
各自の目的の振り返り　　（15分）	国や地域の社会資源　　（20分）
目標設定の振り返り　　（15分）	質疑応答　　　　　　　（20分）
長期目標の振り返り　　（15分）	ティータイムと修了証の授与！　　　　　　　　　　　　（30分）
統合失調症の病期と再発サイン，アクションプランについての	

導　入

このモジュールには，2つの目的がある。第1には，これまでこのプログラムを通して学んできたことの振り返りとまとめを行うことである。第2は，将来の計画と方向性を検討することである。

進捗状況の評価

クライエントにおける変化は，正式には心理測定尺度を用いて評価することができる。介入にさきがけてクライエントが記入した尺度に再度記入してもらうことは，プログラムによる進捗状況を明らかにするだろう。質問紙には以下のものが含まれるかもしれない。例えば，症候学的なアセスメントには包括的精神病理学評価尺度（CPRS），抑うつの測定にはベック抑うつ質問票（BDI），対人関係上の問題を測定するには対人関係問題質問票（IIP-32），社会不安の測定には否定的評価への恐怖尺度（FNE），社会的回避・苦痛尺所(SAD)，そして自尊感情の測定には自己概念尺度（SCQ）といったものである。どういった好ましい変化があったかを明らかにするために，プログラム「前」「後」に変化のあった尺度について，クライエントと話し合うのがよいだろう。フィードバックは個別に行うべきである。

変化を評価し，クライエントに対して進捗状況を説明するシンプルで効果的な方法は，介入の前にクライエントに対して実施した質問を再度行うことである。これについても一対一の状況で実施するべきであり，変化についてクライエントにフィードバックして話し合うようにする。質問例を以下に示す。

- あなたにはメンタルヘルス上の問題があると思いますか？
- 何らかのかたちで精神保健サービスが自分の助けになると思いますか？
- あなたの（独特な信念／幻聴／その他の現象）について，どういうふうにあなたは説明しますか？
- メンタルヘルス上の問題にどのように取り組んだらいいかについて何か

考えはありますか？
- 時間が経つにつれ，何か症状の変化に気がつきましたか？
- 症状を悪化（改善）させるものはありますか？
- 精神的に具合が悪くなるときは，自分で分かりますか？

　介入前のクライエントの回答と比較することによって，知識や病識や自己効力感の改善を知ることができる。

モニタリング用紙の振り返り

　プログラム全体を通してクライエントが記載したモニタリング用紙とパーソナル質問票の全てを振り返る。誘因を見極めるために幻覚をモニタリングしたり，妄想の変化をモニタリングしたりするといった特定の目的のために，毎週振り返りが実施されていたものもあったかもしれない。しかしながら，このようにセルフモニタリングを全て振り返ることによって苦痛の評価が減少したことや，対処方略が改善したこと，自分自身の気づきが増したことなどを明らかにするために有用な情報を与えてくれるだろう。振り返りの際は，以下のモニタリングワークシートを含めること。

- 幻覚モニタリング記録（パートⅢ，モジュール3，ワークシート1）
- 症状モニタリング記録用紙（パートⅢ，モジュール3，ワークシート2）
- ストレスへの対処記録（例）（パートⅢ，モジュール4，配布資料8）
- 活動スケジュール（パートⅢ，モジュール4，ワークシート5）

　また，モジュール4の「ストレスの追跡（例）」，モジュール3の「パーソナル質問票」，そしてもしも何か個別に日々の記録もつけたようならそれも振り返る。

目的と目標の振り返り

　プログラムの開始時に設定した各自の目標をクライエントに思い出しても

らう。モジュール1のワークシート2「私の個人的目標」において，プログラムに参加した後にどうなりたいかということをクライエントに書いてもらったものを参照する。その内容には，特定の学習目的や，改善したいことや将来的に達成したいことが含まれていたかもしれない。メンバーの1人ひとりに目標がどの程度達成されたかを尋ね，十分に現実化しなかった目的について何ができるかを探ってみよう。

クライエントはモジュール4のワークシート1「目標設定」を参照すると良いだろう。そのシートには，達成したいと思っている短期目標のリストと，それぞれの達成のためにとるべきステップが書かれている。もしも目標を増やしたり，修正したりしたい場合にはそうするよう，クライエントに提案してみよう。目標設定というのは，持続的に行うものであり，これからも目標達成のために取り組んでいくとよいであろうことを伝える。

クライエントはモジュール2のワークシート8「将来の自分」を参照すると良い。そのシートには，彼らの翌年の目標が書かれている。その目標の目下の妥当性や優先順位，どうやって目標を達成するかについて話し合おう。

統合失調症の病期の振り返り

モジュール2では，各自の症状の発症やその後の経過における体験の検討を行うことができた。クライエントに主要な情報と，それをいかに利用できるか，つまり再発の可能性に気づいたり，症状についていかにうまく伝えることができるかについて思い出してもらうために振り返りを行うとよいだろう。モジュール3では，対処方略の提供と症状のマネジメントにおける自己効力感の改善を行った。

モジュール2の以下のワークシートを順に確認する。

- ワークシート3　「前駆期サインの見極め」
- ワークシート4　「前駆期サインへの反応」
- ワークシート5　「私の急性期」
- ワークシート6　「私の回復期」
- ワークシート7　「早期注意サインへのアクションプラン」

モジュール3については，以下のワークシートを順に確認する。

- ワークシート2「症状モニタリング記録用紙」
- ワークシート3「信念の客観的検証」
- ワークシート4「行動実験」

これまでに集めた情報を集約し，再発に気づき行動するための包括的計画を作成し，モジュール5のワークシート1「再発に気づく＆気づいたときのアクションプラン」を記載できるようにクライエントを援助する。各ワークシートからの主要な情報だけでなく，計画を分かりやすく有用なものにするのに役立つような補足的な情報や詳細情報があれば加えること。

防御因子の振り返り

モジュール4で扱った防御因子について，グループで振り返る。

問題解決のステップをグループに思い出してもらい，対人的に効果的な方略のセッションを振り返り，クライエントが用いた成功あるいは不成功であった問題解決法について例を挙げてもらう。さらなるロールプレイや議論のセッションは，適宜実施されるべきである。練習した特定のスキル（例えば，援助を求める，謝罪する，他者を説得する，適切に自己主張する，交渉する）や，行動に影響を与える感情や認知の役割について思い出してもらう。

それぞれが作成した，苦手とする社会的状況の階層表を参照してもらい，各自の進歩を振り返ってもらう。必要に応じて階層表は改訂してもよい。この作業は，続けて行っていくものであり，あらゆる社会的状況はスキルを実践し強化する機会であることをクライエントに思い出してもらう。同様に，活動性の低さや意欲の喪失，社会的ひきこもりの状態にある者については，活動スケジュール表の利用とMP法を続けることを促し，各自のエクスポージャーのための階層表を振り返って，適宜修正する。

ストレスに対する介入を振り返る。モジュール4のワークシート2「自分にとってのストレッサー」，ワークシート3「私の個人的なストレスサイン」，ワークシート4「ストレスへの対処記録」を参照するようにクライエントに

促す．クライエントに，各自が，自分のストレッサーをどのように見極めるか，どのように対処するかについて何を学んだかを話してもらうために，短い5分程度のスピーチを考えてもらう．そして，それをグループで発表してもらう．

セッションの最後には，プログラムと，プログラムの影響についてクライエントに評価してもらう．その際に用いる評価のシートは，モジュール5のワークシート2「プログラム評価用紙」である．

将来の方向性

振り返りのセッションの際に，継続している問題や，満たされていないニーズが何かが明らかになったかもしれない．協働的なアプローチをとると，クライエント自身が取り組みたいと願うニーズが明確になる可能性が高い．専門家による判断や評価に基づくものよりも，他の人の状況や他のグループメンバーを参考にして，自分にとって必要な領域についてクライエントが表現し，取り組めるように援助する（Bradshow, 1972）．

治療とケアの必要性をアセスメントするためのより正式なプロセスは，Medical Research Council (MRC)「Needs For Care Assesment」(Brewin et al, 1987) にある．そこでは，21の臨床的，社会的機能の領域がカバーされており，それぞれに対する適切な介入が明確に述べられている．そこでは，それぞれのニーズにつき，満たされている，満たされていない，必要ない，のいずれかに分類している．また機能の領域は，症状と，行動上の問題（例：陽性症状，投薬の副作用，身体疾患など）及び，対人的・社会的スキル（例：金銭の管理，職業スキル，社会的対人交流スキルなど）に分けられている．これは，必要性のある領域を見逃さないために，役に立つ参考文献である．

クライエントが取り組みたいと思うニーズ領域が他にもあるなら，十分な時間をかけ，それを達成するために最良の方法をみつけられるようにすること．最良の方法は，治療者との個人セッションを継続することかもしれないし，他の専門家や組織に紹介することかもしれない．可能な限り，クライエントに対する「メンテナンス（治療効果維持）」のためのグループを提供するべきである．そうすれば，例えば1カ月に1回というように，メンバーは

定期的に，しかし頻度は以前より少なく，顔を合わせることができる。メンテナンスグループは，グループメンバーが他のメンバーやファシリテーターとの交流を続けられるようにするだけでなく，学習の強化，スキルの練習，行動リハーサルなどを提供するのに役立つ。

クライエントが利用できる地域サービスとそのアクセス方法についての情報が書かれたパンフレットをまとめることはとても役に立つ。このパンフレットには以下のような内容が書かれているだろう。

- 精神保健の専門家リスト。各専門家の名前や詳細な連絡先。
  例：心理士，精神科医，ケアコーディネーター，ソーシャルワーカー，作業療法士，一般開業医，アウトリーチチームの連絡先や緊急時の連絡先など
- 総合病院，精神科病院，デイセンター，ホステル，ソーシャルサービス，住宅や居住施設，地域就労支援オフィスを含めた，全ての役立つサービスの詳しい連絡先。
- 地域社会活動，娯楽施設，教育機関，図書館といった公共施設の連絡先。
- 地域のボランティア組織の連絡先。
  例：家族会，自助グループ，MIND（英国精神保健協会 http://www.mind.org.uk）やRethink（英国の精神保健慈善団体　http://www.rethink.org）といった組織の地域支部など

最後のセッションは少しだけた雰囲気で行い，お茶やケーキが振る舞われてもよいだろう。メンバーとファシリテーター1人ひとりに，プログラムに参加したことと終了にあたっての感想をグループに向けて話す機会を与えよう。参加した全員に感謝を伝える。グループメンバーに署名入りで，可能ならラミネートされた参加修了書を渡すこと。

再発に気づく&気づいたときの
アクションプラン（2の1）

私の前駆期サインは

_____
_____
_____

それぞれの前駆症状に対する私のいつもの反応は

_____
_____
_____

私の急性期の症状と反応は

_____
_____
_____

私の症状を悪化させるものは
（例えば，症状を無視する，ストレス，その他の引き金要因）

_____
_____
_____

〈モジュール5　ワークシート1〉

再発に気づく&気づいたときの
アクションプラン (2の2)

私の症状を良くさせるものは
(例：対処方略をリストアップすること，客観的に吟味すること，課題)

_____
_____
_____

私にとって最も有効な処方薬とその量は

_____
_____
_____

私の行動計画は
(早期注意サインや症状に対応するためのアクションプランの要点を書く。時系列的な詳細や電話番号等も含むこと)

_____
_____
_____
_____
_____
_____
_____
_____

〈モジュール5　ワークシート1〉

プログラム評価用紙

プログラムの最も良かった点はどこですか？
_____
_____

プログラムの最も良くなかった点はどこですか？
_____
_____

プログラムのどこをどのように改善すればよいと思いますか？
_____
_____

　プログラムに参加したことについて，1～5の点数で以下の項目を評価してください。評価は1（全くあてはまらない）～5（とてもよくあてはまる）です。

- 統合失調症の知識が増した　　　　　　　　　　　　_____
- 自分自身や自分の精神的健康についての理解が進んだ　_____
- 精神的健康上の問題に対してより効果的な対処ができるようになった　_____
- 他者との対人スキルの改善に役立った　　　　　　　_____
- 自分自身や自分の状況について前よりも前向きに考えられるようになった　_____
- あなたの目標にプログラムはどれくらい合っていましたか？　_____

その他のコメント
_____
_____

〈モジュール5　ワークシート2〉

参考文献

American Psychiatric Association, 2000, *Diagnostic and Statistical Manual of Mental Disorders*, 4th edn, Text Revision (DSM-IV-TR).

Ananth J & Ghadirian AM, 1980, 'Drug Induced Mood Disorder', *International Pharmacopsychiatry* 15, pp58–73.

Andreasen NC, 1981, *The Scale For The Assessment of Negative Symptoms SANS*, University of Iowa, Iowa City, Iowa.

Andreasen NC, 1984, *Scale for the Assessment of Positive Symptoms SAPS* Department of Psychiatry, University of Iowa, Iowa City, Iowa.

Asberg M, Montgomery S, Perris C, Schalling D & Sedvall G, 1978, 'The Comprehensive Psychopathological Rating Scale', *Acta Psychiatrica Scandinavica* Supplement 271, pp5–27.

Babiker IE, 1986, 'Non-compliance in Schizophrenia', *Psychiatry Dev* 4, pp329–37.

Bandura A, 1977, 'Self-Efficacy: Toward a Unifying Theory of Behavioural Change', *Psychological Review* 84, pp191–215.

Barkham M, Hardy GE & Startup M, 1996, 'The IIP-32: A Short Version of the Inventory of Interpersonal Problems', *British Journal of Clinical Psychology* 35, pp21–35.

Barnes TRE & Nelson HE, 1994, *The Assessment of Psychoses: A Practical Handbook*, Chapman & Hall Medical, London.

Barofsky I & Connelly CE, 1983, 'Problems in Providing Effective Care for the Chronic Psychiatric Patient' in I Barofsy & RO Budson (eds), *The Chronı Psychiatric Patient in the Community: Principles of Treatment*, SP Medical and Scientific, New York, pp83–119.

Beck AT, 1994, 'Foreword', in DG Kingdon & D Turkington (eds), *Cognitive-behavioural Therapy of Schizophrenia*, Guildford Press, New York.

Beck AT, Rush AJ, Shaw BF & Emery G, 1979, *Cognitive Therapy of Depression*, Guildford Press, New York.

Beck AT, Ward CH, Mendelson M, Mock JE & Erbaugh JK, 1961, 'An Inventory for Measuring Depression', *Comprehensive Psychiatry Journal* 2, pp163–70.

Bentall R, Haddock G & Slade P, 1994, 'Cognitive Behaviour Therapy for Persistent Auditory Hallucinations: From Theory to Therapy', *Behaviour Therapy* 25, pp51–66.

Bentall RP, 1990, *Reconstructing Schizophrenia*, Routledge, London.

Benton MK & Schroeder HE, 1990, 'Social Skills Training with Schizophrenics: A Meta-Analytic Evaluation', *Journal of Consulting and Clinical Psychology* 58, pp741–7.

Birchwood MJ, Hallet SE & Preston MC, 1988, *Schizophrenia: An Integrated Approach to Research and Treatment*, Longman, London.

Birchwood M, Smith J, MacMillan F, Hogg B, Prasad R, Harvey C & Bering S, 1989, 'Predicting Relapse in Schizophrenia: The Development and Implementation of an Early Signs Monitoring System Using Patients and Families as Observers, A Preliminary Investigation', *Psychological Medicine* 19, pp649–56.

Birchwood M, MacMillan F & Smith J, 1992, *Early Intervention'*, in M Birchwood & N Tarrier (eds), *Innovations in the Psychological Management of Schizophrenia*, John Wiley & Sons Ltd, Chichester.

Bradshaw, J, 1972, 'A Taxonomy of Social Need', G McLachlan (ed), in *Problems and Progress in Medical Care*, Seventh Series, OUP, London, pp71–82.

Breier A & Strauss JS, 1983, 'Self-Control in Psychotic Disorders', *Archives of General Psychiatry* 40, pp1141–5.

Brett-Jones J, Garety P & Hemsley D, 1987, 'Measuring Delusional Experiences: A Method and its Application', *British Journal of Clinical Psychology* 26, pp257–65.

Brewin CR, Wing JK & Mangen TS, 1987, 'Principles and Practice of Measuring Needs in the Long-Term Mentally Ill: The MRC Needs for Care Assessment', *Psychological Medicine* 17, pp971–81.

British Psychological Society, 2000, 'Understanding Mental Illness. Recent

Advances in Understanding Mental Illness and Psychotic Experiences', Report by BPS Division of Clinical Psychology.

Brown GW, Birley JLT & Wing JK, 1972, 'Influence of Family Life on the Course of Schizophrenic Disorders; Replication', *British Journal of Psychiatry*, 121, pp241–58.

Carr V, 1988, 'Patients' Techniques for Coping with Schizophrenia: An Exploratory Study', *British Journal of Medical Psychology*, 61 pp339–52.

Chadwick P & Birchwood M, 1994, 'The Omnipotence of Voices: A Cognitive Approach to Auditory Hallucinations', *British Journal of Psychiatry* 164 pp190–201.

Chadwick P & Birchwood M, 1995, 'The Omnipotence of Voices II: the Beliefs About Voices Questionnaire BAVQ', *British Journal of Psychiatry* 166 pp773–6.

Chadwick P & Lowe CF, 1990, 'The Measurement and Modification of Delusional Beliefs', *Journal of Consulting and Clinical Psychology* 58, pp225–32.

Chadwick P & Lowe CF, 1994, 'A Cognitive Approach to Measuring and Modifying Delusions', *Behaviour Research and Therapy* 32, pp355–67.

Claridge G, 1990, 'Can a Disease Model of Schizophrenia Survive?', in RP Bentall (ed), *Reconstructing Schizophrenia*, Routledge, London.

Cohen CI & Berk LA, 1985, 'Personal Coping Styles of Schizophrenic Outpatients', *Hospital and Community Psychiatry* 36, pp407–10.

Curson DA, Barnes TRE & Bamber RW, 1985, 'Long-term Depot Maintenance of Chronic Schizophrenic Outpatients', *British Journal of Psychiatry* 146, pp464–80.

Curson DA, Patel M & Liddle PF, 1988, 'Psychiatric Morbidity of a Long-stay Hospital Population with Chronic Schizophrenia and Implications for Future Community Care', *British Medical Journal* 297, pp811–22.

David AS, 1990, 'Insight and Psychosis', *British Journal of Psychiatry* 156, pp798–808.

Drury V, Birchwood M, Cochrane R et al, 1996, 'Cognitive Therapy and

Recovery from Acute Psychosis: A Controlled Trial 1 Impact on Psychotic Symptoms', *British Journal of Psychiatry* 169, pp593–601.

Eckman TA & Liberman RP, 1990, 'A Large-scale Field Test of a Medication Management Skills Training Program for People with Schizophrenia', *Psychosocial Rehabilitation Journal* 13 (3), pp31–35.

Emmelkamp PMG, 1994, 'Behaviour therapy with Adults', in AE Bergin & SL Garfield (eds), *Handbook of Psychotherapy and Behaviour Change*, 4th edn, Wiley, New York.

Falloon I, Watt DC & Shepherd M, 1978, 'A Comparative Controlled Trial of Pimozide and Fluphenazine Diaconate in the Continuation Therapy of Schizophrenia', *Psychological Medicine* 8, pp59–70.

Falloon IRH, Boyd JL, McGill CW, Ranzini J, Moss HB & Gilderman AM, 1982, 'Family Management in the Prevention of Exacerbation in Schizophrenia: A Controlled Study', *New England Journal of Medicine* 306, pp1437–40.

Falloon IRH & Talbot RE, 1981, 'Persistent Auditory Hallucinations: Coping Mechanisms and Implications for Management', *Psychological Medicine* 11, pp329–39.

Garety PA 1985, 'Delusions: Problems in Definition and Measurement', *British Journal of Medical Psychology* 58, pp25–34.

Garety PA, Kuipers L, Fowler D, Chamberlain F & Dunn G, 1994, 'Cognitive Behaviour Therapy for Drug Resistant Psychosis', *British Journal of Medical Psychology* 67, pp259–71.

Gilbert PC, Harris J, McAdams LA & Jeste DV, 1995, 'Neuroleptic Withdrawal in Schizophrenic Patients: A Review of the Literature', *Archives of General Psychiatry* 52, pp173–88.

Gregory RL, 1979, *Eye and Brain: The Psychology of Seeing*, Weidenfeld & Nicholson, London.

Goldstein AP, 1999, *The Prepare Curriculum: Teaching Prosocial Competencies*, Research Press, Illinois.

Haddock G, Tarrier N, Spaulding W, Yusupoff L, Kinney C & McCarthy E, 1998, 'Individual Cognitive Behaviour Therapy in the Treatment of

Hallucinations and Delusions: A Review', *Clinical Psychology Review* 18, pp821–38.

Hamilton M, 1960, 'A Rating Scale for Depression', *Journal of Neurology, Neurosurgery and Psychiatry* 23, pp56–62.

Herz MI & Melville C, 1980, 'Relapse in Schizophrenia', *American Journal of Psychiatry* 137, pp801–5.

Hogan TP, Awad AG & Eastwood R, 1983, 'A Self-report Scale Predictive of Drug Compliance in Schizophrenics: Reliability and Discriminative Validity', *Psychological Medicine* 13, pp177–83.

Hogarty GE, 1984, 'Depot Neuroleptic: The Relevance of Psychosocial Factors', *Journal of Clinical Psychiatry* 2, pp36–42.

Horowitz LM, Rosenberg SE, Baer BA, Vreno G & Villasenor VS, 1988, 'Inventory of Interpersonal Problems, Psychometric Properties and Clinical Applications', *Journal of Consulting and Clinical Psychology* 56, pp885–92.

Johnson DAW, 1993, 'Depot Neuroleptics, in TRF Barnes (ed), *Antipsychotic Drugs and their Side-effects*', Academic Press, London, pp205–12.

Johnstone E, 1989, 'The Assessment of Positive and Negative Features in Schizophrenia', *British Journal of Psychiatry* 155 (Suppl 7), pp41–4.

Kay SR, Opler LA & Lindenmayer JP, 1989, 'The Positive and Negative Syndrome Scale PANSS: Rationale and Standardisation', *British Journal of Psychiatry* 155 (Suppl 7), pp59–65.

Kingdon DG & Turkington D, 1994, *Cognitive-behavioural Therapy for Schizophrenia*, Erlbaum, Hove.

Krawiecka M, Goldberg D & Vaughan M, 1977, 'A Standardised Psychiatric Assessment Scale for Rating Chronic Psychiatric Patients', *Acta Psychiatricia Scandinavica* 55 pp299–308.

Kuipers E, Garety PA, Fowler D, Dunn G, Bebbington P, Freeman D & Hadley D, 1997, 'London – East Anglia Randomised Controlled Trial of Cognitive-behavioural Therapy for Psychosis 1: Effects of Treatment Phase', *British Journal of Psychiatry* 171, pp 319–27.

Kuipers E & Moore E, 1995, 'Expressed Emotion and Staff Client

Relationships: Implications for the Community Care of the Severely Mental Ill', *International Journal of Mental Health* 24, pp13–26.

Lam DH, 1991, 'Psychosocial Family Intervention in Schizophrenia: A Review of Empirical Studies', *Psychological Medicine* 21, pp423–41.

Liddle PF & Barnes TRE, 1988, 'The Subjective Experience of Deficits in Schizophrenia', *Comprehensive Psychiatry* 29, pp157–64.

Lindsay PH & Norman DA, 1977, *Human Information Processing*, Academic Press, London.

MacMillan JF, Crow TJ, Johnson AL & Johnstone EC, 1986, 'The Northwick Park First Episodes of Schizophrenia Study', *British Journal of Psychiatry* 148, pp128–33.

McEvoy JP, Apperson LJ, Appelbaum PS, Ortlip P, Brecosky J, Hammill K, Geller JL & Roth L, 1989, 'Insight in Schizophrenia: Its Relationship to Acute Psychopathology', *Journal of Nervous and Mental Disease* 177, pp43–7.

McEvoy JP, Freter S, Everett G et al, 1989b, 'Insight and the Clinical Outcome of Schizophrenic Patients', *Journal of Nervous and Mental Disease* 177 pp48–51.

Marder SR, Mebane A, Chien CP, Winslade WJ, Swann E & Van Putten T, 1983, 'A Comparison of Patients who Refuse and Consent to Neuroleptic Treatment', *American Journal of Psychiatry* 140, pp470–2.

Margo A, Hemsley DR & Slade P, 1981, 'The Effects of Varying Auditory Input on Schizophrenic Hallucinations', *British Journal of Psychiatry* 139, pp122–7.

Marlatt GA & Gordon JR, 1985, *Relapse Prevention: Maintenance Strategies in the Treatment of Addictive Behaviours*, Guildford Press, New York.

Morrison AP & Haddock G, 1997, 'Cognitive Factors in Source Monitoring and Auditory Hallucinations', *Psychological Medicine* 27, pp669–79.

National Institute for Clinical Excellence (NICE), 2002, *Clinical Guideline One. Schizophrenia. Core Interventions in the Treatment and Management of Schizophrenia in Primary and Secondary Care*, December.

Neuchterlein KH, 1987, 'Vulnerability models for Schizophrenia: State of the

Art', in H Hafner, WF Gattaz & W Janzarik (eds), *Search for the Causes of Schizophrenia*, Springer-Verlag, Heidelberg, pp297–316.

Nuechterlein KH & Dawson ME, 1984, 'A Heuristic Vulnerability–Stress Model of Schizophrenic Episodes', *Schizophrenia Bulletin* 10, pp300–12.

Nyani TH & David AS, 1996, 'The Auditory Hallucination: A Phenomendoğical Survey', *Psychological Medicine* 26, pp177–89.

Overall JE & Gorham DR, 1962, 'The Brief Psychiatric Rating Scale', *Psychological Reports* 10, pp799–812.

Piatkowska OE & Farnill D, 1992, 'Medication – compliance or Alliance? A Client-centred Approach to Increasing Adherence', in DJ Kavanagh (ed), *Schizophrenia: An Overview and Practical Handbook*, Chapman and Hall, London, pp339–55.

Padesky C, 1993, 'Schema as Self-prejudice', *International Cognitive Therapy Newsletter* 5/6, pp16–17.

Prochaska JO & Di Clemente CC, 1982, 'Transtheoretical Therapy: Towards a More Integrative Model of Change', *Psychotherapy: Theory Research and Practice* 19 (3).

Prosser ES, Csernansky JG, Kaplan J, Thiemann S, Becker TJ & Hollister LE, 1987, 'Depression Parkinsonian Symptoms and Negative Symptoms in Schizophrenics Treated with Neuroleptics', *Journal of Nervous and Mental Disease* 175, pp100–5.

Robson P, 1989, 'Development of a New Self-report Questionnaire to Measure Self-esteem', *Psychological Medicine* 19, pp513–18.

Roth A & Fonagy P, 1996, *What Works for Whom? A Critical Review of Psychotherapy Research*, Guildford Press, New York.

Sackett DL & Haynes RB, 1976, *Compliance with Therapeutic Regimens*, Johns Hopkins University Press, Baltimore.

Shapiro MB, 1961, 'A Method of Measuring Psychological Disorders Specific to the Individual Psychiatric Patients', *British Journal of Medical Psychology* 34, pp151–5.

Shepherd M, Watt D, Falloon I & Smeeton N, 1989, 'The Natural History of

Schizophrenia: A Five-year Follow-up of Outcome and Prediction in a Representative Sample of Schizophrenics', *Psychological Medicine Monograph* 16, Cambridge University Press, Cambridge.

Shergill SS, Murray RM & McGuire PK, 1998, 'Auditory Hallucinations: A Review of Psychological Treatments', *Schizophrenia Research* 32, pp137–50.

Slade PD, 1971, 'The Effects of Systematic Desensitisation on Auditory Hallucinations', *Behaviour Research and Therapy* 10, pp85–91.

Startup M, 1998, 'Insight and Interpersonal Problems in Long-term Schizophrenia', *Journal of Mental Health* 7 (3), pp299–308.

Tarrier N, 1992, 'Management and Modification of Residual Positive Psychotic Symptoms', in M Birchwood & N Tarrier (eds), *Innovations in the Psychological Management of Schizophrenia,* John Wiley and Sons Ltd, Chichester.

Torrey DF, 1987, 'Prevalence Studies of Schizophrenia', *British Journal of Psychiatry* 150, pp598–608.

Turkington D, John CH & Siddle R, 1996, 'Cognitive Therapy in the Treatment of Drug-resistant Delusional Disorder', *Clinical Psychology and Psychotherapy* 3, pp118–28.

Vaccaro JV & Roberts L, 1992, 'Teaching social and coping skills', in M Birchwood & N Tarrier (eds), *Innovations in the Psychological Management of Schizophrenia*, John Wiley and Sons Ltd, Chichester.

Vaughn CE & Leff JP, 1976, 'The Influence of Family and Social Factors on the Course of Psychiatric Illness', *British Journal of Psychiatry* 129, pp125–37.

Wallace CJ & Liberman RP, 1985, 'Social Skills Training for Schizophrenics: A Controlled Clinical Trial', *Psychiatry Research* 15, pp239–47.

Watson D & Friend R, 1969, 'Measurement of Social-evaluative Anxiety', *Journal of Consulting and Clinical Psychology* 33 (4), pp448–57.

Wing JK, Cooper JE & Sartorius N, 1974, *The Measurement and Classification of Psychiatric Symptoms*, Cambridge University Press, Cambridge.

World Health Organization, 1992, *ICD-10 Classification of Mental and Behavioural Disorders: Clinical Descriptions and Diagnostic Guidelines*, WHO, Geneva.

World Health Organization, 1973, *Report on the International Pilot Study of Schizophrenia*, WHO, Geneva.

Wright EC, 1993, 'Non-compliance – or How Many Aunts Has Matilda?', *The Lancet* 342, pp909–13.

Wykes T & Sturt E, 1986, 'The Measurement of Social Behaviour in Psychiatric Patients: An Assessment of the Reliability and Validity of the SBS Schedule', *British Journal of Psychiatry* 148, pp1–11.

Young J, 1991, *Cognitive Therapy for Personality Disorders*, Professional Resource Exchange, Sarasota, Florida.

Zubin J & Spring B, 1977, 'Vulnerability: A New View of Schizophrenia', *Journal of Abnormal Psychology* 86, pp260–6.

索　引

〈欧文〉

Beck Depression Inventory（BDI）　28
Beliefs About Voices Questionnaire （BAVQ）　27，84，89
Brief Psychiatric Rating Scale（BPRS）　25
Comprehensive Psychopathological Rating Scale（CPRS）　25
Expressed Emotion（EE）　7，12，138
Fear of Negative Evaluation scale（FNE）　29
Hamilton Rating Scale for Depression（HRSD）　28
Inventory of Interpersonal Problems（IIP-32）　28
Mastery and pleasure　158
Positive And Negative Syndrome Scale（PANSS）　25
Personal Questionnaire（PQ）　26，84，88
Present State Examination（PSE）　25
Relapse signature　16
Social Avoidance and Distress scale（SAD）　29
Scale for the Assessment of Negative Symptoms（SANS）　26
Scale for the Assessment of Positive Symptoms（SAPS）　26
Subjective Experience of Deficits in Schizophrenia（SEDS）　26
Self-Concept Questionnaire（SCQ）　30
SST　10

〈和文〉

【あ行】
アクションプラン　67，81，150，205，206
アドヒアランス　137，161，162，163，164，166，196，197
陰性症状　156
陰性症状評価尺度　26
エクスポージャー　159
応答性の原則　3

【か行】
懐疑的視点　106
階層表　148，159
回復期　62，64，73，79
確信度　89
家族介入　12，13
過大評価的な概念　100
活動スケジュール　158，159，190，191，195
過度の一般化　119
簡易精神症状評価尺度　25
寛解期　62，64，73
感情表出　7，12，138
客観的検証　103，124
急性期　62，64，73，77
グループルール　34
結論への飛躍　102，120
現在症診断表　25
硬直したルール　119
肯定的要素の無視　120
行動実験　105，131
行動分析　91
声に関する信念質問票　27，84，89

【さ行】
再発　65, 66
再発署名　16
再発予防　17
思考のエラー　98, 100, 102, 118, 119
自己概念尺度　30
自己関連づけ　119
自己教示　171
自己効力感　45, 46
自己奉仕的バイアス　117
自尊感情　29
自分史　60, 61, 71
社会的回避・苦痛尺度　29
社会的ひきこもり　159
社会不安　29
症状発現促進因子　7, 8
症状モニタリング　113
情報処理エラー　94
事例定式化　42
診断　36, 37, 52, 53
信念の検証　100, 121
スキーマ　105
スキーマ療法　106
ストレス脆弱性　7
ストレス脆弱性モデル　39
ストレッサー　178, 179
脆弱性　39, 54
脆弱性因子　7, 8, 40
セッションの構造　19
全か無か思考　119
前駆期　62, 73
前駆期サイン　63, 65, 74, 75
前駆症状　61, 62
選択的注意　102, 117
早期介入　16
早期注意サイン　17, 47, 67, 73, 81

【た行】
対処記録　188
対処方略　115, 154, 155
対処方略増強法　84, 87, 90, 91, 92
対人関係　28

対人関係スキル　139, 144, 145, 147
対人関係問題質問票　28
達成度と満足度　158
段階的エクスポージャー　136, 159
長所・短所分析　66, 80, 142
統合失調症の主観的障害体験尺度　26

【な行】
認知療法　14, 15

【は行】
パーソナル質問票　26, 84, 88, 111, 112
ハイリスク状況　17
破局視　120
場面設定　33
般化　11
ハミルトン抑うつ尺度　28
反証　100, 102
否定的評価への恐怖尺度　29
病期　61, 73, 201
病識　30, 41, 42, 43, 45
フォーカシング　13, 14
フォーミュレーション　42
ベック抑うつ質問票　28
包括的精神病理学評価尺度　25
防御因子　7, 8, 40, 56, 202

【ま行】
未来の先取り　120
目標設定　139, 149, 173, 186
モジュール式アプローチ　18
モニタリング　152
問題解決　136, 139, 143, 169, 186

【や行】
誘因　88, 109
陽性・陰性症状評価尺度　25
陽性症状評価尺度　26
抑うつ状態　27

監訳者あとがき

　本書は，エマ・ウィリアムズ，「Interventions for Schizophrenia」(Speechmark Publishing, 2004) の全訳である。著者のエマ・ウィリアムズは，英国の高度保安病院であるブロードモア病院に勤務する Consultant Psychologist であり，本書は 2004 年時点で，統合失調症の診断のつく患者に対して提供されていた集団認知行動療法プログラムのマニュアルである。多職種から構成される臨床現場において使用しやすいように，理論，アセスメント，実践モジュールの 3 部構成になっている。

　1990 年代以降，英国を中心として精神病への認知行動療法 (Cognitive Behaviour Therapy for Psychosis: CBTp) の効果検討が重ねられてきた。本書にも説明されているように，英国では 2002 年に National Institute for Clinical Excellence から統合失調症の治療ガイドラインが出され，あらゆる精神科臨床現場において，統合失調症患者に対する心理学的介入として認知行動療法を提供することが推奨されるようになった。しかしながら，その時点では，統合失調症の診断のつく人々に，認知行動療法を積極的に提供していた施設は，CBTp 開発に関わった研究者グループと関係のある病院を除けば，英国においても決して多くはなかったらしい。専門家が少ないのに，患者は多いという状況の中で，ウィリアムズ博士が，精神科病棟において標準的に実施できるようにと作成したのが，本書のマニュアルであった。そのような背景を反映してか，マニュアルには，ソーシャル・スキルズ・トレーニングなど，狭義の CBTp 以外の要素も含まれている。

　監訳者は，統合失調症の認知行動療法プログラムを作成しようと情報収集をしていた 2004 年に本書のことを知った。当時，すでに統合失調症の認知行動療法についての基本テキストや事例集は出版されていたが，専ら個人療法についての記載であり，また，それだけ読んで初学者が取り組むには敷居が高いという印象があった。我が国の精神科医療従事者には，「幻覚・妄想について聞きすぎるとかえって悪くする」と学び，陽性症状を直接扱うことにためらいや抵抗を感じる者は少なくない。また，統合失調症患者が，幻覚・妄想についての心理療法を受けるために心理士に会うという例も稀であった。

そのような現状をふまえたとき，本書は現場で使用していた経緯から，薄く，平易で，ワークシートが充実しており，基本テキストと併用して読み込むことで，臨床現場においてCBTpを導入する際の参考になると考えられた。

翻訳作業は，以下の分担で行われた。

監訳&序文	担当：菊池安希子
パートI	担当：下津咲絵 & 井筒節
パートII	担当：井筒節
モジュール1	担当：朝波千尋
モジュール2	担当：今村扶美
モジュール3	担当：岩崎さやか
モジュール4	担当：佐藤さやか & 小林清香
モジュール5	担当：下津咲絵

原著巻末に掲載されていた英国内の社会資源の連絡先一覧のみ，割愛させていただいた。

途中，監訳者が統合失調症の認知行動療法を学ぶために英国留学したため，監訳作業が大幅に遅れることになってしまった。翻訳中の誤り，不十分な点などは，監訳者の責任である。読者からのご叱正をお願いしたい。

翻訳においては，日本版への序文を快く寄せてくださったウィリアムズ博士，日頃よりサポートして下さっている吉川和男先生（国立精神・神経センター精神保健研究所），平林直次先生（国立精神・神経センター病院），妄想信念の再構成が可能であることを認知療法専門外来で納得させてくださった原田誠一先生（原田メンタルクリニック，前 国立武蔵病院外来部長）に紙面を借りて深く感謝を申し上げたい。また，いつも監訳者を支えてくれている家族，同僚諸氏にも感謝したい。

最後に，出版にあたっては，星和書店の石澤雄司氏，近藤達哉氏，竹内由則氏に大変お世話になった。進まぬ翻訳作業を見守り，励まして下さった三氏に深謝申し上げる。

2008年6月
菊池安希子

＜著者について＞

　エマ・ウィリアムズ博士は，West London Mental Health Trust のブロードモア病院，および，イングランド州の Berkshire Healthcare Trust の上級臨床心理士（Consultant Clinical Psychologist）である。英国心理学会に属し，臨床心理学および司法心理学の両領域における公認資格を持つ。Faculty of Forensic Clinical Psychology (FFCP)，British Association for Behavioural and Cognitive Psychotherapy (BABCP)，International Society for the Psychological Treatment of the Schizophrenias and other Psychosis (ISPS) の一員でもある。ウィリアムズ博士は，リバプール大学から心理学優等学位および，Ph.D.，エディンバラ大学より臨床心理学の修士号を持つ。英国の National Health Service において 15 年以上の臨床経験を持ち，専門領域は重度で持続性の精神疾患を抱える人々の心理学的治療である。レベッカ・バーロウとの共著に，「Anger Control Training (Speechmark Publishing)」（邦訳：「アンガーコントロールトレーニング」星和書店）がある。

■監訳者略歴

菊池安希子(きくち・あきこ)

博士(保健学),臨床心理士,精神保健福祉士

1966年,東京都に生まれる

1995年,東京大学大学院医学系研究科保健学専攻博士課程単位取得済み退学後,明治学院大学非常勤講師,関東労災病院神経科外来臨床心理技術者,獨協大学保健センター精神衛生相談員,国立精神・神経センター精神保健研究所流動研究員などとして勤務

2002年,東京大学保健センター助手(ハラスメント相談所主任相談員)

2004年より国立精神・神経センター精神保健研究所司法精神医学研究部室長

2005年,Manchester大学臨床心理学科において,ニコラス・タリア教授よりCBT for Psychosisを学ぶ

2006年,Ashworth Hospital(英国高度保安病棟)にてLife Minus Violence Programme公式トレーニング修了

〈専門分野〉 司法心理療法,統合失調症の認知行動療法

〈訳者一覧〉

菊池安希子(きくち・あきこ) →監訳者略歴参照
下津咲絵(しもつ・さきえ) 九州保健福祉大学社会福祉学部
井筒 節(いづつ・たかし) 国連世界保健機関
朝波千尋(あさなみ・ちひろ) 国立精神・神経センター病院
今村扶美(いまむら・ふみ) 国立精神・神経センター病院
岩崎さやか(いわさき・さやか) 国立精神・神経センター病院
佐藤さやか(さとう・さやか) 国立精神・神経センター精神保健研究所
小林清香(こばやし・さやか) 東京女子医科大学神経精神科

統合失調症のための集団認知行動療法

2008年11月17日 初版第1刷発行

著　　者　エマ・ウィリアムズ
監 訳 者　菊池安希子
発 行 者　石澤雄司
発 行 所　株式会社 星和書店
　　　　　東京都杉並区上高井戸1-2-5 〒168-0074
　　　　　電話 03(3329)0031(営業部)／03(3329)0033(編集部)
　　　　　FAX 03(5374)7186

Ⓒ 2008　星和書店　　　Printed in Japan　　　ISBN978-4-7911-0689-9

認知療法実践ガイド・基礎から応用まで
ジュディス・ベックの認知療法テキスト

ジュディス・S・ベック 著
伊藤絵美、神村栄一、藤澤大介 訳

A5判
464p
3,900円

認知療法実践ガイド：困難事例編
続ジュディス・ベックの認知療法テキスト

ジュディス・S・ベック 著
伊藤絵美、佐藤美奈子 訳

A5判
552p
4,500円

認知療法全技法ガイド
対話とツールによる臨床実践のために

ロバート・L・リーヒイ 著
伊藤絵美、佐藤美奈子 訳

A5判
616p
4,400円

認知行動療法における事例定式化と治療デザインの作成
問題解決アプローチ

A.M.ネズ、他著
伊藤絵美 監訳

A5判
400p
3,800円

認知療法ケースブック
こころの臨床 a・la・carte 第22巻増刊号 [2]

井上和臣 編

B5判
196p
3,800円

発行：星和書店　　http://www.seiwa-pb.co.jp　　価格は本体（税別）です

認知療法・認知行動療法 カウンセリング 初級ワークショップ	伊藤絵美 著	A5判 212p 2,400円
〈DVD〉 認知療法・認知行動療法 カウンセリング 初級ワークショップ	伊藤絵美	DVD2枚組 5時間37分 12,000円
認知療法・認知行動療法 面接の実際〈DVD版〉	伊藤絵美	DVD4枚組 6時間40分 ［テキスト付］ B5判 112p 18,000円
CD-ROMで学ぶ認知療法 Windows95・98&Macintosh対応	井上和臣 構成・監修	3,700円
心のつぶやきが あなたを変える 認知療法自習マニュアル	井上和臣 著	四六判 248p 1,900円

発行：星和書店　http://www.seiwa-pb.co.jp　価格は本体（税別）です

認知行動療法を始める人のために

レドリー、マルクス、ハイムバーグ 著
井上和臣 監訳
黒澤麻美 訳

A5判
332p
3,300円

対人恐怖とPTSDへの認知行動療法

ワークショップで身につける治療技法

D.A.クラーク 著
丹野義彦 訳・監訳
杉浦、小堀、山崎、高瀬 訳

A5判
212p
2,600円

侵入思考

雑念はどのように病理へと発展するのか

D.M.クラーク、A.エーラーズ 著
丹野義彦 監訳

四六判
396p
2,800円

認知療法入門

フリーマン氏による治療者向けの臨床的入門書

A.フリーマン 著
遊佐安一郎 監訳

A5判
296p
3,000円

看護実践における認知行動療法

Sharon M. Freeman
Arthur Freeman 編
白石裕子 監訳

A5判
512p
5,600円

発行：星和書店　http://www.seiwa-pb.co.jp　価格は本体（税別）です

ロンドン こころの臨床ツアー

丹野義彦 著

四六判
224p
1,600円

［増補改訂 第2版］いやな気分よ、さようなら
自分で学ぶ「抑うつ」克服法

D.D.バーンズ 著
野村総一郎 他訳

B6判
824p
3,680円

フィーリングGood ハンドブック
気分を変えて
すばらしい人生を手に入れる方法

D.D.バーンズ 著
野村総一郎 監訳
関沢洋一 訳

A5判
756p
3,600円

「うつ」を生かす
うつ病の認知療法

大野裕 著

B6判
280p
2,330円

不安からあなたを解放する10の簡単な方法
―不安と悩みへのコーピング―

ボーン、ガラノ 著
野村総一郎、
林建郎 訳

四六判
248p
1,800円

発行：星和書店　http://www.seiwa-pb.co.jp　価格は本体(税別)です

マンガ お手軽躁うつ病講座 High & Low	たなかみる 著	四六判 208p 1,600円
マンガ 境界性人格障害& 躁うつ病 REMIX	たなかみる 著	四六判 196p 1,600円
マンガ リストカット症候群から 卒業したい人たちへ	たなかみる 著	四六判 192p 1,600円
こころの治療薬ハンドブック 第5版 向精神薬の錠剤のカラー写真が満載	山口、酒井、 宮本、吉尾 編	四六判 288p 2,600円
幸せをよぶ法則 楽観性のポジティブ心理学	S.C.セガストローム 著 島井哲志 監訳 荒井まゆみ 訳	四六判 416p 2,600円

発行：星和書店　　http://www.seiwa-pb.co.jp　　価格は本体（税別）です